全国中医药行业高等教育“十三五”创新教材

中医情志学

（供中医学、中西医临床医学、针灸推拿学、护理学、中药学专业用）

主　编　乔明琦

中国中医药出版社
·北　京·

图书在版编目（CIP）数据

中医情志学 / 乔明琦主编. —北京：中国中医药出版社，2019.12.（2025.9 重印）
全国中医药行业高等教育“十三五”创新教材
ISBN 978-7-5132-5987-3

Ⅰ.①中… Ⅱ.①乔… Ⅲ.①情感性精神病-中医治疗法-中医学院-教材 Ⅳ.①R277.794

中国版本图书馆 CIP 数据核字（2019）第 301478 号

中国中医药出版社出版
北京经济技术开发区科创十三街 31 号院二区 8 号楼
邮政编码 100176
传真 010-64405721
北京盛通印刷股份有限公司印刷
各地新华书店经销

开本 787×1092 1/16 印张 10 字数 215 千字
2019 年 12 月第 1 版 2025 年 9 月第 5 次印刷
书号 ISBN 978-7-5132-5987-3

定价 32.00 元
网址 www.cptcm.com

服务热线 010-64405510
购书热线 010-89535836
维权打假 010-64405753

微信服务号 zgzyycbs
微商城网址 https://kdt.im/LIdUGr
官方微博 http://e.weibo.com/cptcm
天猫旗舰店网址 https://zgzyycbs.tmall.com

如有印装质量问题请与本社出版部联系（010-64405510）

全国中医药行业高等教育“十三五”创新教材

《中医情志学》编委会

主　审　孙广仁（山东中医药大学）

主　编　乔明琦（山东中医药大学）

副主编　王海军（山东中医药大学）
　　　　张才擎（山东大学）
　　　　詹向红（河南中医药大学）

编　委（以姓氏笔画为序）
　　　　马月香（山东中医药大学）
　　　　王文燕（山东体育学院）
　　　　王峻清（山东中医药大学）
　　　　石忠峰（广东药科大学）
　　　　朱　姝（山东中医药大学）
　　　　孙　鹏（山东中医药大学）
　　　　孙文君（山东中医药大学）
　　　　孙英霞（山东中医药大学）
　　　　毕德众（山东中医药大学）
　　　　杨焕新（齐鲁工业大学）
　　　　胡春雨（山东中医药大学）
　　　　祝玉慧（解放军第960医院）
　　　　高　慧（承德医学院）
　　　　高冬梅（山东中医药大学）
　　　　魏　盛（山东中医药大学）
　　　　魏凤琴（山东中医药大学）

编写说明

学科，是科学的分支及其相对独立的知识体系。新学科与其知识体系的创建，是科学创新的标志与新知识涌现的途径。中医情志学是一门新的学科和新的知识体系。

中医情志学是研究情志在人体生命活动与疾病过程中的作用及其规律的新兴学科与其知识体系。这一新学科及其知识体系，是乔明琦和张惠云带领研究团队在系统总结七情学说的基础上，依据大量当今社会环境下情志与疾病和健康关系的现代研究，并与国内外情绪研究新进展、新认识融汇而创建，是中医学一个新的学科分支。

乔明琦、张惠云撰写的《中医情志学》于2009年由人民卫生出版社出版发行，是国内外首部发行的中医情志学学术专著，标志着这一领域新的“相对独立的知识体系”已形成。该书2010年获中华中医药学会学术著作一等奖，表明这一新的知识体系获得学术同行认同；“中医情志学”2012年入选国家中医药管理局“重点培育学科”，标志着这一新兴学科获得国家主管部门认可。

情志，是中医学对情绪包括情感的特有称谓。在当今医学界和社会各界日益关注情绪和情感对人类健康和疾病影响的趋势下，《中医情志学》教材入选“全国中医药行业高等教育‘十三五’创新教材”，表明中医药行业高等教育迫切需求与时代发展密切相关的新知识与创新教材。

坚持中国特色社会主义道路，全面建成社会主义现代化强国，是党的二十大的精神宗旨和战略目标，实现这一宏伟目标需要科技创新驱动发展。科学好奇心和理性质疑与探索未知精神，是科学发展创新的源泉和不竭动力；因此也是中医情志学教学与学研在建设社会主义现代化强国进程的现代理念与追求。为适应时代对中医药高等教育的要求，本教材作为中医药行业高等教育“十三五”创新教材，其编写宗旨是：①提出科学问题，激发学习者的科学好奇心。为此每章之首凝练出该章内容涵盖的主要科学问题，由此激发学习者求解科学问题的学习兴趣。②建立概念和原理的逻辑层次结构，锻炼学习者的理性质疑能力。为此，在概论中展示本教材知识体系中概念和原理的逻辑层次结构，每章中展示其具体内涵，并点明其中尚待明确的问题，由此引导学习者理性质疑和深入思考。③点明有待纵深研究的问题，引导学习者探索未知。每章文末附有该章有待探索的问题，由此引导学习者探索未知。

按照如上宗旨，本教材在《中医情志学》学术专著及我校《中医情志学》自编教材的基础上，进行了较大幅度的修改和调整，并更新主要参考文献，以反映最新学科研究进展。通过重修，力求为学习者提供探索求新的视角，从而激发其学习创新精神和能力。本教材适用于全国中医药院校中医学、中西医临床医学、针灸推拿学、护理学、中药学等专业五年制本科和七年制学生，为培养适应时代需求的中医药高等人才，提供值得学习和借鉴的创新教材。

本教材由乔明琦负责总体框架设计，审改主要章节。孙广仁主审全书并提出修改建议。第一章导言，由乔明琦、詹向红编写；第二章情志概念，由王海军、马月香编写；第三章情志理论基础，由高冬梅、魏盛编写；第四章情志理论与假说，由杨焕新、孙鹏编写；第五章情志体验、表情与行为，由高慧、张才擎编写；第六章情志感知、表达和交流，由毕德众、祝玉慧编写；第七章情志心理，由孙文君、魏凤琴编写；第八章情志生理，由朱姝、王文燕编写；第九章情志病理，由石忠峰、孙英霞编写；第十章情志病证及其防治，由王峻清、胡春雨编写。

本教材的编写得到山东中医药大学和中国中医药出版社的大力支持，在此表达衷心感谢。因工作原因，《中医情志学》专著的部分作者未能参加本次教材编写工作，谨向其表达敬意和感谢。

本教材在编写过程中难免有不足之处，敬请广大专家和读者提出宝贵意见和建议，以便再版时修改提高。

《中医情志学》编委会

2019 年 11 月

目录

第一章　导　言 …… 1
第一节　什么是中医情志学 …… 1
一、中医情志学的概念与定义 …… 1
二、中医情志学的学术源流 …… 4
三、中医情志学建立的意义 …… 6
第二节　如何学习与研究中医情志学 …… 7
一、明确研究对象 …… 7
二、知晓研究方法 …… 8
三、把握知识结构 …… 10
四、洞察发展趋向 …… 11
第三节　中医情志学与相关学科有何异同 …… 12
一、与中医基础理论 …… 12
二、与中医心理学 …… 12
三、与医学心理学 …… 13
四、与情绪心理学 …… 13
第二章　情志概念 …… 14
第一节　情志词义源流 …… 14
一、情、志各用 …… 15
二、情、志合用 …… 16
第二节　情志概念的认识和定义 …… 16
一、情志概念的当前认识及分析 …… 16
二、情志概念的定义 …… 17
三、情志概念定义的说明及意义 …… 19
第三节　情志相关概念辨析 …… 20
一、情志与七情 …… 20
二、情志与情绪、情感、感情、心情、心境 …… 21
第三章　情志理论基础 …… 27
第一节　情志分类 …… 27
一、先天性情志与继发性情志 …… 27
二、与自我评价和与他人评价有关的情志 …… 30
三、正性情志和负性情志 …… 31
四、与感官有关的情志 …… 32
五、明确情志分类的意义 …… 34
第二节　情志维度 …… 34
一、快感度 …… 34
二、强度 …… 34
三、紧张度 …… 35
四、复杂度 …… 35
五、提出情志维度的意义 …… 35
第三节　情志状态 …… 36
一、情志的一般状态 …… 36
二、情志的特定状态 …… 36
三、情志的低落状态 …… 36
四、提出情志状态的意义 …… 37
第四节　情志的性质和功能 …… 37
一、情志的性质和意义 …… 37
二、情志的功能和意义 …… 40

第四章 情志理论与假说 ……… 42
第一节 理论与假说 ………………… 42
一、理论的概念、特征与功能 … 42
二、假说的概念、建立和发展 … 44
三、理论与假说的区别和联系 … 45
第二节 情志理论新假说 ………… 46
一、肝主调控情志论假说 ……… 46
二、“脑调控肝主疏泄调畅情志”科学假说 ……………… 48
三、“多情交织共同致病，首先伤肝”假说 ………………… 50
第三节 中医情志学理论框架 …… 52
一、中医情志理论框架的内容 … 52
二、构建中医情志理论框架的论证 ……………………… 53
三、构建中医情志理论新框架的意义和必要性 …………… 53
第五章 情志体验、表情与行为 … 55
第一节 情志体验 ………………… 55
一、情志体验的概念 …………… 55
二、情志体验的性质 …………… 56
三、情志体验的功能 …………… 57
四、情志体验的代表性研究 …… 57
五、中医情志学对情志体验的研究、问题及设想 ………… 58
第二节 情志表情 ………………… 59
一、表情的概念及相关问题 …… 59
二、表情的分类 ………………… 60
三、表情的意义与研究中的问题 … 63
第三节 情志行为 ………………… 64
一、情志行为的概念及其定义 … 64
二、情绪与行为的关系及相关研究 ………………………… 64
三、与情志密切相关的不良行为 … 65
第六章 情志感知、表达和交流 … 68
第一节 情志感知 ………………… 68
一、情志感知 …………………… 68
二、感知自我情志的方法 ……… 69
第二节 情志表达 ………………… 70
一、情志表达的概念 …………… 70
二、情志表达的方式 …………… 70
三、情志表达的作用 …………… 71
四、影响情志表达的因素 ……… 71
第三节 情志交流 ………………… 73
一、情志交流的概念 …………… 73
二、情志交流的选择 …………… 73
三、情志交流的基本形式 ……… 74
四、情志交流障碍的基本形式 … 74
五、影响情志交流的常见因素 … 75
第七章 情志心理 ………………… 77
第一节 情志与欲、愿 …………… 77
一、欲 …………………………… 77
二、愿 …………………………… 78
三、欲、愿和情志的互动影响 … 79
第二节 情志与意、志 …………… 80
一、意、志的含义 ……………… 80
二、情志与意志 ………………… 80
三、情志与意识 ………………… 81
第三节 情志与知、思 …………… 83
一、知、思的含义 ……………… 83
二、情志与认知 ………………… 84
第四节 情绪调节 ………………… 86
一、情绪调节的概念 …………… 86
二、情绪调节的过程 …………… 86
三、情绪调节的策略 …………… 87
四、中医学对情绪调节的认识 … 89
五、情绪调节的意义 …………… 90
第八章 情志生理 ………………… 93

第一节 情志与脏腑 …… 93
一、五脏五志观 …… 93
二、心主五志观 …… 95
三、肝主多种情志观 …… 95
第二节 肝主调畅情志 …… 96
一、肝主调畅情志的内涵 …… 96
二、肝生理功能与情志 …… 97
三、肝生理特性与情志 …… 99
四、肝调畅情志的中枢神经生物学机制 …… 99
第三节 情志的神经生物学机制 …… 102
一、中医学对情志与脑的认识 …… 102
二、现代医学对情绪中枢生物学的认识 …… 104
第四节 情志对生命活动的意义 …… 108
一、情志协调心神“任物” …… 108
二、表情协助人们适应环境 …… 108
三、情志正常活动有益于五脏和气血通畅 …… 109
四、情志正常活动有助于性功能的正常发挥 …… 109
第九章 情志病理 …… 111
第一节 情志刺激致病病因 …… 111
一、病因与情志致病病因概念及定义 …… 111
二、情志刺激与其条件因素 …… 112
第二节 情志刺激发病原理 …… 115
一、致病条件 …… 116
二、致病途径 …… 117
三、致病发病机制 …… 117
四、致病方式与伤脏规律 …… 119
五、发病表现方式 …… 121
第三节 情志刺激致病病机 …… 122
一、情志刺激致病病机变化 …… 122
二、病情演变与转归 …… 124
第四节 情志刺激致病病理变化 …… 125
一、情志病机与中枢神经系统病理变化 …… 125
二、情志病机与自主神经系统病理变化 …… 126
三、情志病机与内分泌系统病理变化 …… 127
第十章 情志病证及其防治 …… 129
第一节 何谓情志病证 …… 129
一、情志病证的界定 …… 129
二、情志病证与心身疾病、精神疾病的联系和区别 …… 130
三、情志病证临床特点 …… 131
四、情志病证的诊断与辨证要点 …… 131
第二节 典型情志病证 …… 133
一、经前期综合征（PMS）与经前烦躁障碍症（PMDD） …… 133
二、PMS/PMDD 疾病诊断 …… 134
三、PMS/PMDD 病证辨证 …… 135
四、PMS/PMDD 病证发病机理 …… 136
五、PMS/PMDD 病证治疗朝向 …… 137
第三节 情志病证的预防 …… 138
一、预防原则 …… 138
二、预防措施 …… 139
第四节 情志病证的治疗与管理 …… 139
一、治疗原则 …… 139
二、药物治疗 …… 140
三、非药物治疗 …… 142
四、日常管理 …… 143
参考文献 …… 145

第一章 导 言

情志，是中医学对情绪包括情感的特有称谓。中医学所称的情志，就是情绪科学及情绪心理学所称的情绪和情感。研究表明，情绪正常，人的能力就能充分发挥且人际关系和谐顺畅；而情绪失常，则会导致情感创伤，容易引发疾病。

如何保持情志调畅，进而有效防治情志病证？“中医情志学”将打开这一通向认识正常情志活动与防治情志病证的门窗。

中医情志学的教与学，面临的首要问题就是：什么是中医情志学，如何学习与研究？本章导言将回答这一问题，并由此引导大家步入中医情志学的知识殿堂。

第一节 什么是中医情志学

名称，是名词的外部语言形式，也是概念的代表。中医情志学这一名称，代表了中医情志学的概念。概念，具有内涵和外延。准确理解和表达概念，需要对概念作出定义，揭示概念内涵，界定概念外延。凭此，作出如下分析。

一、中医情志学的概念与定义

为了准确理解中医情志学的概念与定义，首先要明白概念，包括新概念及其定义。有此知识基础，方能准确把握中医情志学这一首位概念及其下各个概念。

（一）概念与新概念

1. 什么是概念

概念，哲学对此的回答是“反映事物本质属性的思维形式”。但仅靠这一定义，我们并不清楚概念是什么，因为它未回答出概念的构成要素和表现形式。不了解概念的构成要素及其表现，就难以真正理解并把握概念。为此，借鉴相关研究和专业论述，做出如下分析。

概念的表现形式是名词，通过名词包括词组表现表达概念。名词具备两种功能，一是指示事物的名称，二是反映概念的内涵。通过名词，理解概念，认识事物。科学而规范的名词，有助于概念的表达和知识的获得。虽然概念由名词表达，但并非所有名词都表达概念，只有表达概念的名词，才具有如上两种功能。因此，国际学者提出如下概念构成要素的论断：

概念，由三个要素构成：一是概念标签，即给出所表达的事物定名，指出定名的事物是什么；二是概念词义，即对指称事物的简要描述；三是概念定义，即揭示所指称事物的本质属性。

因此，理解和论述一个概念，需要从以上三个方面做出。

2. 什么是新概念

新概念，是由名词表达的对新事物的指称及其本质属性的抽象概括。

提出和理解新概念，都需要从上述概念的表现形式、表达概念的名词功能，以及构成概念的三要素去考察。

3. 如何对概念下定义

定义，是对于一种事物的本质特征或一个概念的内涵和外延的确切而简要的说明；或是通过列出一个事件或者一个物件的基本属性来描述一个概念的意义。

定义具有两种方式：

一是内涵定义。内涵定义是指用上位概念和区别特征揭示概念内涵的定义。其逻辑形式是，被定义概念=属+种差。此处的“属”是指被定义概念临近的上位概念，“种差”系指该上位概念下的与被定义概念同级的种概念之间的属性差别。因此定义的关键在于寻找属概念和种差。

二是外延定义。外延定义是通过列举概念的外延使人们获得对该概念的认识，明确该概念的意义和适用范围。一般在难以用内涵定义进行描述时，可采用外延定义。

（二）中医情志学的概念

中医情志学，是一个新概念。

首先，它是一个由“中医情志学”这一偏正词组表达的新概念。它的概念标签是通过这一名词性词组，指称中医情志学这一新事物。

再者，它的词义，是指中医有关情志的系统学问。

最后，也最为重要的是它的定义。详见下。

（三）中医情志学概念的定义

中医情志学概念的内涵定义：是指研究阐明情志概念与其表现、性质和功能，正常情志活动对人体生命活动中重要作用，以及情志异常对疾病的影响及其规律的新学科及其新知识体系。

中医情志学概念的外延定义：指事关情志生理病理及其防治的研究领域、研究方法与其人员队伍。

中医情志学具有基础理论与临床应用的双重性质，是中医学的一个新分支和在情志研究领域的新发展。首先它从中医基础理论中分化出来，构建起情志理论的框架，因此它具有基础学科性质。其次，它要概括总结出情志病证的病因病机及防治规律，因此它又具有临床学科性质。兼具基础与临床双重学科的性质，决定了中医情志学的发展前景。

专栏一　概念与定义及学科与分类分级

一、概念与定义

（一）概念要素

概念包含三要素：一是概念标签，指概念所表达的事物叫什么？以名词来表达，例如“人”和“狗”等名称；二是概念词义，例如“人”和“狗”的词义，因此，概念具有其表达名词的词义；三是概念定义，即“描述一个概念，并区别于其他相关概念的表述”，分为内涵定义与外延定义，内涵定义是指“用上位概念和区别特征描述概念内涵的定义”。

与词义不同，概念是对事物和现象本质属性的抽象和概括。因此，概念需要定义来揭示其所反映事物或现象的本质属性。如人是能思考、会制造和使用工具的两条腿站立行走的动物。因此，完整的理解和解释一个概念，需要从以上三个方面做出。

（二）概念定义

定义是“揭示事物特有属性（固有属性或本质属性）的逻辑方法”。中医情志学的定义，是指研究阐明正常情志对人体生命活动中作用与情志异常对疾病影响及其规律的新学科及其新知识体系。

定义说明：该定义指明中医情志学的最终研究对象是人，是“正常情志对人体生命活动中作用与情志异常对疾病影响及其规律”两个方面的研究；是新学科及其新知识体系。

（三）概念阐释的依据与意义

1. 依据及证据

概念和新概念的论述与证明，详参《形式逻辑》《术语工作　概念体系的建立》《术语工作　原则与方法》《Creating Scientific Concepts》等书目。

2. 意义

（1）开拓新的研究领域

科学概念发展史表明，一个新概念的提出会开拓新的研究领域，如“受体”“基因”等无不如此。中医情志学这一新概念，开拓了情志知识体系及其学科研究的新领域。

（2）更新认识，引导深入研究

中医情志学这一新理论，更新人们对中医情志学理论的认识。

（3）提供新理论的支撑与向导

实践需要理论的指导，中医情志学理论为中医情志学学科发展提供了基础理论的支撑和导向。

二、学科与分类分级

学科，是科学技术体系的分支科学，具有其特定的研究对象及其相应的研究方法以及因此而形成的专门系统的知识体系，具有专门的研究团队和相应的条件设施。

学科在门类下又分为三级，即：一级、二级和三级学科。学科作为科学技术的分支，其发展不能也无法脱离或违背科学技术发展的共同规律和大趋势。中医学为生命科学下与西医学并列的一级学科，中医基础理论为二级学科，中医情志学作为中医基础理论下的三级学科，理应遵循这一规律和顺应这一趋势。

面对当今学科的分化与交叉融和，中医基础理论学科教材50年来虽容貌翻新而内容依旧，二级学科下的三级学科于20世纪80年代分出，90年代复合，迄今几乎复旧如初。问题在哪，出路在哪？

由中医基础理论分化出的中医情志学正力图探寻这一问题和出路。

二、中医情志学的学术源流

中医情志学，源于中医“七情学说”以及早先对“情与志”的认识。因此，其学术发展源远流长，从先秦早期的相关文献及《内经》的初步论述，经历代医家阐发，直至近年研究发展，经历了漫长的过程。了解中医情志学这一学术源流，有助于认识中医情志学今后的发展，更有助于传承中医情志学术精髓，守正创新，助推中医情志学跻身情绪科学研究国际前沿，为情绪科学发展创新作出中医情志学的贡献。

(一) 先秦文献与《内经》及历代医家论述

先秦诸子情志养生基本遵循“清心寡欲而节情”的理念；《内经》论述了情志与脏腑气血的关系，并提出情志失常的治疗观点，为情志学的发展奠定了基础；继《内经》之后，历代医家对七情的概念、致病规律以及情志病证的治疗有了更加深刻的认识，突出了七情学说对临床实践的指导意义，但少有理论上的突破和创新。详见表1-1，表1-2，表1-3。

表1-1　有关情志的先秦文献论述

主要观点	出处
清静为天下正，见素抱朴，少思寡欲	《道德经》
虚无恬淡，乃合天德	《庄子·天道》
止怒莫若诗，去忧莫若乐，节乐莫若礼，守礼莫若敬，守敬莫若静，内静外敬，能反其性，性将大定	《管子·内业》
行则从礼、君子三戒	《论语·颜渊》 《论语·季氏》
养心莫善于寡欲	《孟子·尽心下》
血气刚强则柔之以调和，勇胆猛戾则辅之以道顺	《荀子·修身》

表 1-2 有关情志的《内经》论述

主要观点	出处
五脏主五志：肝在志为怒，心在志为喜，肺在志为悲（忧），脾在志为思，肾在志为恐（惊）	《素问·阴阳应象大论》
一脏主多种情志：肝气虚则恐，实则怒；心气虚则悲，实则笑不休	《灵枢·本神》
七情皆伤心：悲哀愁忧则心动、喜伤心、忧思伤心	《素问·阴阳应象大论》 《灵枢·百病始生》 《灵枢·口问》
七情内伤扰乱气机：怒则气上，喜则气缓，悲则气消，恐则气下，思则气结，惊则气乱	《素问·举痛论》
以情胜情治疗观：怒伤肝，悲胜怒；喜伤心，恐胜喜；思伤脾，怒胜思；忧伤肺，喜胜忧；恐伤肾，思胜恐	《素问·阴阳应象大论》 《素问·五运行大论》

表 1-3 有关情志的历代医家论述

主要观点	出处
七情者，喜、怒、忧、思、悲、恐、惊喜伤心，其气散。怒伤肝，其气击。忧伤肺，其气聚。思伤脾，其气结。悲伤心包，其气急。恐伤肾，其气怯。惊伤胆，其气乱	陈无择 《三因极一病证方论》
五脏之志者，怒喜悲思恐也，悲一作忧。若志过度则劳，劳则伤本脏，凡五志所伤皆热也	刘完素 《素问玄机原病式》
因喜怒忧恐，损耗元气，资助心火，火与元气不两立，火胜则乘其土位，此所以病也	李东垣 《脾胃论》
悲可以治怒，喜可以治悲，恐可以治喜，怒可以治思，思可以治恐	张从正 《儒门事亲》
五脏各有火，五志激之，其火随起气血冲和，百病不生，一有怫郁，诸病生焉	朱丹溪 《局方发挥》《丹溪心法》
专设“情志病”一节	张景岳 《类经·会通类》
对七情脉理及暴喜，暴怒，积忧，过思等阐述发挥	李梴 《医学入门》
专列“神志门”	张石顽 《张氏医通》
收载了二十余方，专治以情志异常症状为主的疾病	陈梦雷 《古今图书集成·医部全录·情志门》

（二）近年研究的新见解

围绕情志与五脏关系，五脏之中哪一脏在情志调节中具有更为重要的主导作用，以及七情致病的原因和条件，近年形成了若干不同理论上的新见解。

1. 五脏与情志关系

王响认为，情志是在心神的主导作用下，以五脏精气为物质基础产生的，脑只是情志产生的场所。邓月娥等认为，脾主气机之枢，中土之脾在情志活动中起着调衡作用。汤朝晖等提出七情致病中“思所伤”的中心地位和作用，认为七情之中，脾主思是最关键的环节。

与上述关于脾脏在情志活动中起重要作用的认识不同，更多学者从不同角度，探讨肝脏在五脏与情志关系中的重要作用和地位。

严灿等认为，肝主疏泄与中枢神经生物学机制在整体上与调节下丘脑-垂体-肾上腺轴有关，具体而言，可能与调节慢性心理应激反应（情志活动异常）过程中，中枢多种神经递质及其合成酶、神经肽、激素、环核苷酸系统以及 Fos 蛋白表达的变化有关。

岳广欣等认为，本能需求为肝主疏泄的核心，动机和情绪中枢大脑边缘系统为肝主疏泄的调控中枢；下丘脑-脑干-自主神经通路和交感-肾上腺髓质通路是其信息通路；平滑肌系统是肝主疏泄功能得以实现的效应器，其通过舒缩运动引起气血津液分布的变化而使肝能疏泄，又通过感觉传入系统将这种变化传入边缘系统进行反馈调节；肾上腺皮质激素对肝主疏泄功能的维持和变化有重要的调节作用。

2. 七情致病原因与条件

邢玉瑞认为，中医七情内伤概念应该被情志病因概念取代，影响情志变化的因素有外因与内因两个方面：外因包括社会因素和自然因素；内因包括生理因素和心理因素，生理因素有五脏气血的盛衰变化和体质强弱等。夏丽提出，七情发生的强度、时间，脏腑气血，体质因素，意志及心神等方面是情志致病的原因和条件。

（三）中医情志学初显苗头

陈煜辉等从疾病谱的变化和医学模式的转变等方面分析了中医情志学科建设的必要性，从理论上分析建设中医情志学科的目标和任务，以及探讨建设中医情志学科的基本框架，提出构建临床防治框架的目标和具体措施。

张丽萍等提出，要使情志病的中医药防治研究真正步入规范化、科学化轨道，最终形成集诊断、治疗、预防于一体的情志医学体系。

综上，情志与五脏关系已经突破传统的“七情分属五脏，五脏主五志”的樊篱，开始探讨哪一脏在情志活动的调节过程中占据核心地位而发挥着更重要的作用。七情致病认识也已突破“七情内伤”本身，开始关注引发七情致病的内外原因和条件。但存在问题也显而易见：理论探讨远远多于实际研究，致使若干新见解让人感觉似是而非。因此，解决该问题的唯一办法就是做第一手的研究。

三、中医情志学建立的意义

（一）中医情志学的建立，是社会发展的迫切需要

当前，情绪因素与疾病和健康的关系已成为医学、心理学界共同关注的问题。人们

迫切需要系统的情志理论和情志病证防治原则的指导。中医学蕴藏着丰富的情志理论，以及对情志病证有效的防治经验，深入发掘中医情志理论、经验，总结现代研究新成果，从现代科学水平与学科建设水平上构建和创立中医情志学学科，已成为满足人们这一需求的首要任务。

（二）中医情志学的建立，是中医学发展创新的需要

学科交叉融合和新学科分化创立是一门科学发展、学术发达的标志。作为与西医学并立的中医学，迫切需要新学科、边缘学科的不断分化和创立，以促进其自身整体水平的提高与发展。中医学从基础理论到临床各科，无不涉及情志理论与情志病证的问题，但迄今尚无系统完整的理论知识去回答这些问题。中医学及其各学科需要中医情志学的问世，需要其理论的指导。

第二节 如何学习与研究中医情志学

为了更好的学习和研究中医情志学，需要掌握以下三个问题：

一、明确研究对象

对象，简要讲就是指对方，进一步讲就是指行动或思考时作为目标的人或物。因此，研究对象，就是研究者所要研究的人或物。

中医情志学的研究对象，是人以及非人灵长类和哺乳类动物的正常情志活动和异常情志变化。

首先，中医情志学要研究人的正常情志活动。只有研究阐明正常情志现象与本质、情志对生命活动的作用及其规律，才能对生命本质和健康有深刻的理解。人的面部表情是认识情志的重要窗口，由此可探查其内在机制（图 1-1）。

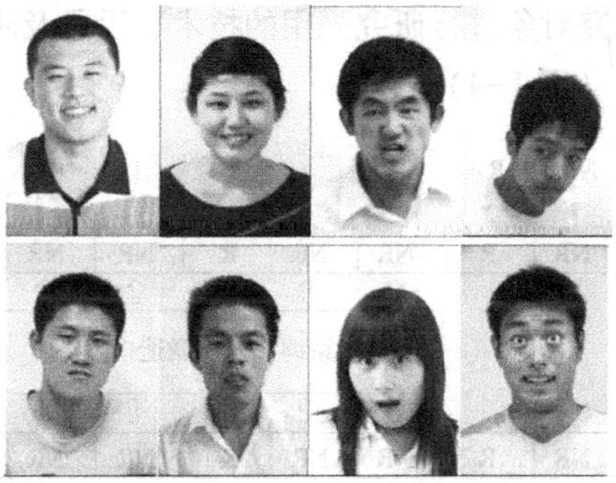

图 1-1 喜怒忧思悲恐惊情志表情

其次，要研究疾病中的情志异常变化。传统的七情学说的情志致病理论模式，需要重新给予审视并加以修正，并提出新的理论模式。

再者，中医情志学的建立和发展也需要以实验研究为基础。达尔文《人与动物的表情》已证实人和高等动物的表情具有共同性，情绪心理学的大量研究成果以及新理论的提出，也多是借助哺乳类和非人灵长类动物实验而取得的。因此，中医情志学的研究对象尚应包括高等动物的情志活动（图 1-2、图 1-3）。

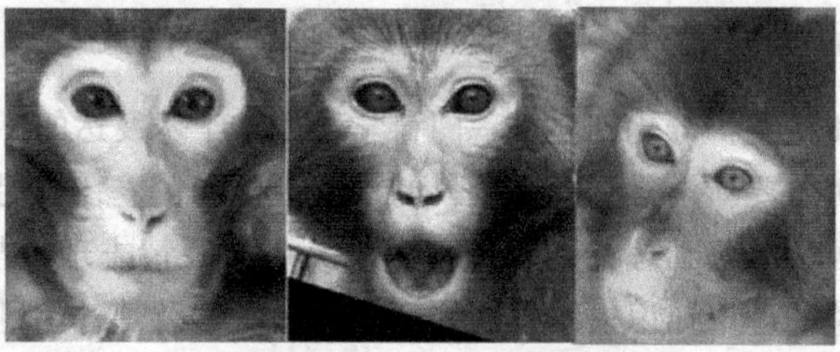

图 1-2　正常猕猴与愤怒、抑郁猕猴面部表情对比反映猕猴表现出与人相近的面部表情

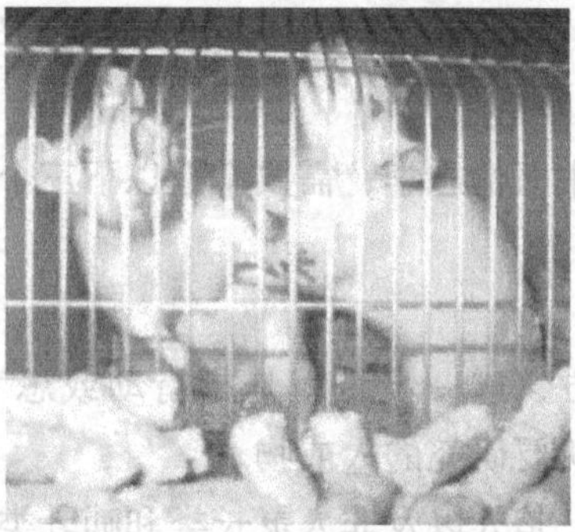

图 1-3　经前期综合征（PMS）肝气逆证大鼠模型表现出愤怒、攻击情绪行为

二、知晓研究方法

研究方法，一般是指取得研究结果与结论的重要手段和途径。在科学语境中，是指为实现研究目的，针对研究对象进行研究采用的技术、手段及步骤和程序。因此，研究方法又称为科学研究方法（图 1-4）。

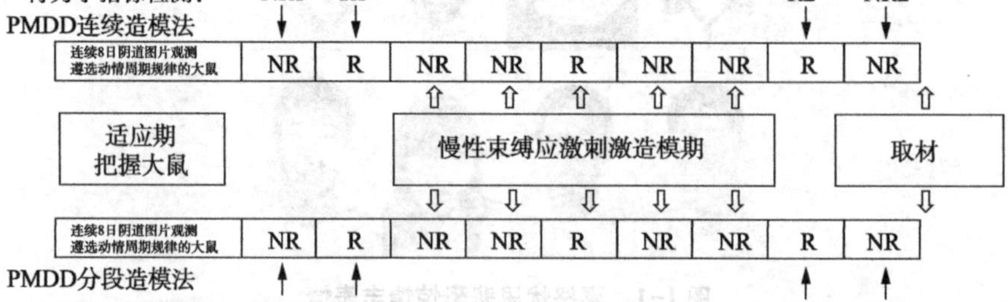

图 1-4　PMDD 肝气郁证大鼠模型造模方法与流程

当今科学发展表明，任何一门学科的进步和提高，主要依靠其研究方法和技术手段的创新。例如人类基因编码技术的创建给人类生殖和重大疾病带来了革命性贡献。因此，熟悉并掌握中医情志学的研究方法，对学习和研究中医情志学的知识体系至关重要。

中医情志学在发展中依然保留着自身特有的研究方法。作为由中医基础理论与现代情绪研究相交叉形成的中医情志学，既要发扬光大适合其自身发展的特有研究方法，更需要借鉴应用现代相关学科的科学研究方法。

（一）情绪体验测量方法

情绪体验测量方法在早期称为印象法，是指通过谈话或问答来了解被试者的情绪体验。现代情绪心理学家在使用印象法时还采用了问卷方式。问卷法是用标准化的量表来测量被试者的情绪体验，常用的有形容词检表、维量等级量表、分化情绪量表、应用性情绪量表等。

（二）生理唤醒测量方法

情绪有内心体验和外部行为表现两种方式，同时也有其生理机制。研究者以各种方法测量并记录伴随情绪而发生的生理变化，如呼吸、心跳、血管收缩、心电、脑电、皮肤电反应等，以测量情绪生理唤醒状态。

（三）表情研究方法

从 20 世纪 70 年代开始，出现了大量关于面部表情和面部动作编码系统这一面部表情的现代测量技术，如面部动作编码系统、最大限度辨别面部肌肉运动编码系统（facial action coding system，FACS）和表情辨别整体判断系统等。照相、录像记录表情并借助计算机对测量结果进行处理方法的引入，使表情研究跃升到一个新的层面。

（四）情绪脑机制研究方法

近年来，借助以电信号为基础的脑电图（EEG）、事件相关电位（ERP）技术，以功能成像为基础的正电子发射型计算机断层显像（PET）以及功能性磁共振成像（fMRI）技术，使进一步探索情绪的神经机制成为可能（图 1-5）。

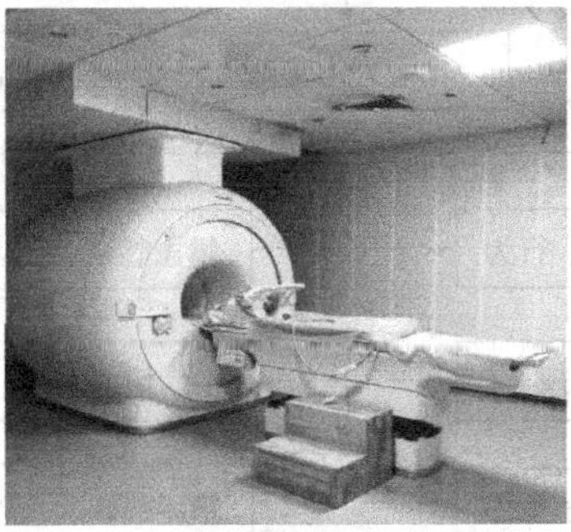

图 1-5　功能性磁共振成像（fMRI）扫描仪——情绪脑机制研究的必备技术之一

（五）文献整理与理论探讨

通过文献整理与理论探讨，可澄清情志概念上的含混现象，给出相对严格、具有操作性的定义，有利于保障研究结果具有可比性，并逻辑地引出情志研究的方法学要求。

（六）动物实验、流调、临床与理论总结

早在20世纪80年代初期，张珍玉教授就提出了开展现代科研“从中医理论出发，研究结果回归中医理论，促进中医学术发展创新”的研究原则（图1-6）。按照该原则，需要动物实验、流调、临床与理论总结相互印证，共同促进中医情志学的深入发展。

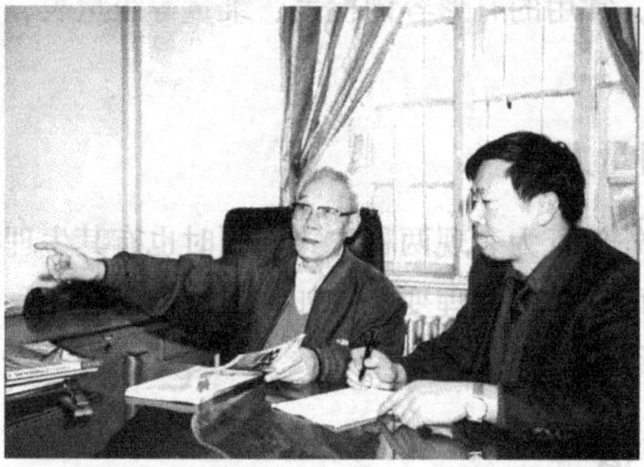

图1-6　中医理论传承与创新传承名家经典，创新情志理论

三、把握知识结构

结构，泛指组成整体的各部分的搭配和排列。知识结构，则指构成知识体系的各部分之间的排列及关系。学习构成知识体系的知识结构，可深入了解知识体系的概貌及各知识部分之间的内在联系。本教材的知识结构（图1-7）。

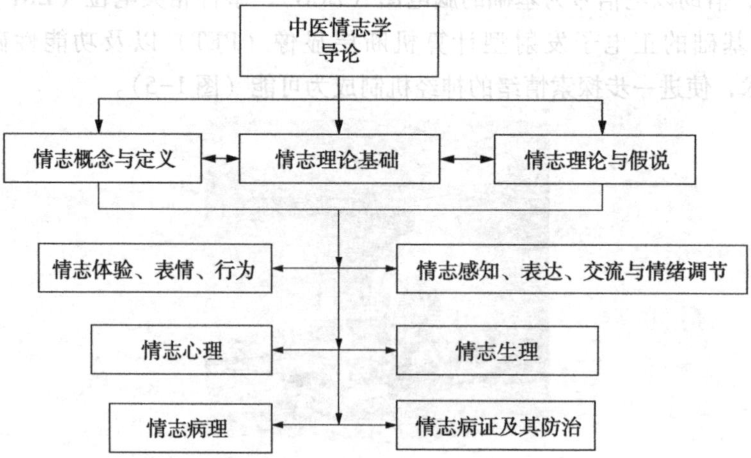

图1-7　本教材知识结构图

由上看出，本教材的知识结构共分为五个层面。

第一层面：导论是从学科的角度作一总括性的介绍，便于一目了然、提纲挈领地把握全书内容与结构。

第二层面：从不同侧面和层面展示学科知识。情志的概念是整个中医情志学的核心概念，准确把握这一核心概念并了解相关概念，是掌握和理解其他知识的金钥匙。情志理论基础是在把握情志概念的基础上，对情志不同理论层面、侧面地介绍。既是对情志概念的扩充，更是对情志现象及其本质的揭示和阐述，为理解本书内容提供了认识的角度和理论依据。情志理论与假说是情志理论发展至今的前沿与方向说明。

第三层面：情志表情、体验、行为是对情志内涵三个侧面地展示和分析；情志感知、表达与交流、情绪调节是对情志现象内容和外在表现的剖析，这两章构成第三层次。

第四层面：情志心理和生理是情志活动的基础，分析情志的正常心理生理机制，构成第四层次。

第五层次：情志病理讲述情志病因、病机、病理、致病模式等内容，引出产生的情志病证，分析其防治方法，构成第五层次。

上述五大层次可作为形成个体认知结构的参考，从而概括全书知识，同化和组织新的相关知识。

四、洞察发展趋向

趋向代表未来发展方向，情绪科学研究日趋深入，知识更新日新月异，在这一情绪科学发展趋向下，中医情志学的深入研究，理论创新与知识更新，是其必然发展趋向，认清这一发展趋向，为当下学习和今后研究指明了方向。

（一）情志脑机制研究，是重要趋向

情志发生发展及变化的根源在脑，因此正常情志与异常情志的脑机制研究，是中医情志学和情绪科学的必然趋向（图 1-8）。

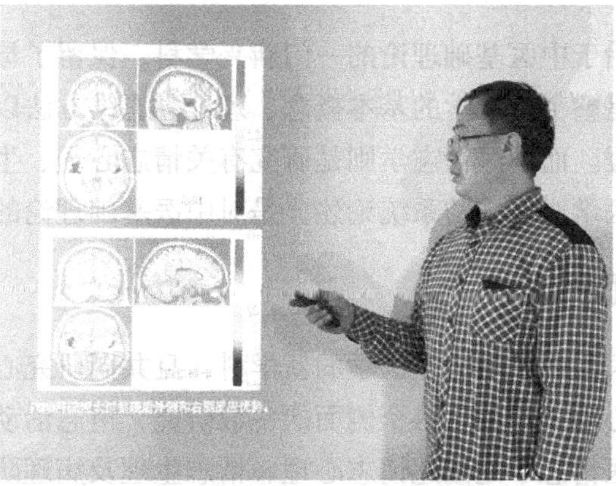

图 1-8　探查情志反应的脑机制中医情志生理病理和情志病证研究的必然选择

当前，情志脑机制研究主要集中在情绪中枢回路、情绪的中枢回路的可塑性、情绪和动机系统（motivational system）、情绪的自主神经机制、情绪自主反应特异性研究等方面，以上研究方向的成果，对于揭示中医情志生理病理具有重要的基础价值。

（二）情绪调节机制研究，是当前和今后研究热点

近年来，情绪调节过程的研究不再局限于孤立地探讨情绪的不同构成成分的调节过程，而是转向了对情绪调节过程的交互影响方面的探讨，并提出了一些动态的情绪调节过程模型，情绪调节过程机制研究是情志研究深化的必然趋势。

（三）情志致病与个体心理生理特征关系，是亟待深入探讨的重要问题

同一种情志可以伤及不同的脏，发为不同的病，情志伤脏与个体体质相关。所谓“至虚之处便是受邪之地”，情志为病，先中易中虚弱或潜病之脏，体质的局部特性可能决定情志引发疾病的部位。研究情志致病与体质的关系，对于情志疾病的个体化预防具有重要价值。

（四）情志病证治疗原则与主要治法有待明确

围绕情志、疾病与健康这一主题，在社会、文化、生态和身心等诸多层面来思考，通过科学研究与临床实践获得对情志的全面认识和理解，明确情志相关疾病的有效治疗方法和治愈途径是最终研究方向。

第三节　中医情志学与相关学科有何异同

中医情志学是在深入挖掘传统七情学说的基础上，结合情志、健康和疾病关系的现代研究而建立的新兴学科。了解中医情志学与以下学科的联系与区别，有助于加深对本学科的认识。

一、与中医基础理论

中医情志学是脱胎于中医基础理论的一门新兴学科，保留了母学科的若干特征。但中医基础理论阐述的是整个中医学的基本概念、理论、思维方法以及学术原则，是中医学其他学科的基础课程。而中医情志学则是研究有关情志心理、生理、病理及诊断防治等各具体内容，是中医学对情志的系统论述，是对中医基础理论的补充、深化和发展。

二、与中医心理学

中医情志学与中医心理学同属中医学的新学科，且共同研究心理因素与疾病、健康的关系。但后者是对心理各过程、各个侧面的一般研究，情志活动仅作为其中一个过程与侧面给予论述。中医情志学是阐述情志心理、情志生理及病理防治等内容的学科，是中医心理学的分化和深化。

三、与医学心理学

中医情志学与医学心理学是两门既紧密联系又各具特点的学科，两者具有不同的学科来源和各自的理论基础。医学心理学是由心理学与医学交叉结合而产生的学科，研究心理因素对身体生理、病理的影响。中医情志学则是从中医学角度出发，以中医基本理论为指导，借鉴现代情绪心理学的研究成果而建立的学科。它所侧重研究的是情志与脏腑的关系，情志病证的表现以及调摄情志病证的原则和方法。中医情志学将从医学心理学中吸取理论营养并借鉴其先进的情绪疗法。

四、与情绪心理学

情绪心理学是心理学研究领域的发展与深化，其建立与发展为中医情志学提供了不可多得的参照系。中医情志学则是从中医学角度认识和研究情志在生命活动和疾病过程中的作用及规律。

可见，上述学科因研究者视角、眼光、目的各异，得出的研究结论亦各具特色。在一个相当长的时期内是相互补充和促进的。不论东西方文化、中西医学、中西医学心理学，以及情绪心理学与中医情志学，均会对同一研究对象开展各自的研究并提出不同的认识。同时，也将呈现不同学科的交叉、渗透并渐进融合的趋势。

总结与思考

本章是学习“中医情志学”学科与其知识体系的向导，其要点为：①中医情志学的学科定义、知识体系内涵与其层次结构。②研究对象与方法。③本学科及其知识体系与相关学科及其知识体系的异同。为了真正理解这三个要点，需要思考并掌握：学科是什么，其发展规律是什么；新学科如何创建与发展，相对于现代医学下各学科迅猛发展，中医药学学科如何发展？推荐阅读《国家推荐标准：学科分类与代码》。

第二章 情志概念

内容提要

情志，是中医情志学的核心概念。为了全面深入地认识这一核心概念，本章首先阐述了情志词义源流，分别从情、志各用和情志合用的不同背景来认识情志词义源流演变。在此基础上，结合国内外有关研究，对情志概念内涵和外延作出深入探讨，给出规范定义。分析情志与情绪、情感、感情、心情等相关概念之间的联系和区别，掌握情志相关概念等概念性问题。由此，承上启下向导各章的学习和研究。

引言

概念，通过名词来表达。名词，表达概念所反映事物的名称及词义；概念，则反映名词所表达事物的本质属性。这一本质属性，通过概念内涵定义揭示出来。有关研究表明，名词，通常是概念的前身，其词义奠定概念的基础；人们通过对名词所指称事物的深入研究，抽象出其本质属性，进而形成概念。对概念作出规范定义，从而成为科学概念。由此，科学概念又称为科学技术名词术语。

概念，在知识体系中是最小的知识单元，构成理论知识的“细胞”，相互联系的知识单元构成概念体系。情志，作为中医情志学的核心概念，它本身如何由“情、志”词义发展而来？从概念层面，如何对情志内涵和外延作出规范定义？情志与情绪、情感、感情、心情和心境有何异同？这将是本章论述的重点内容，由此奠定中医情志学概念体系的坚实基础，并承上启下向导各章的学习和研究。

第一节 情志词义源流

情志本为古代文化词汇，其词义系指人的情感、志趣。这一用法延绵至清代未有改变。清末民初，西学东渐，情志一词在文化、科学中逐渐少用。中医文献中，自《内经》约至元代，情、志大多分别使用，作为一词约于明代见于医家著作，但其含义已变。

一、情、志各用

（一）情的含义及演变

1. 情与人的欲望紧密相关

《说文》曰："情，人之阴气有欲者也。"指情与人的欲望紧密相联。如《汉书·董仲舒传》曰："情者，人之欲也。"隋代杨上善注《内经》时说："以欲竭其精……务快其心。"即是以欲起情，以情悦欲之意。因此，情的含义可理解为人的欲望产生、活动时的表现及其体验。这是对情的早期认识，强调情与欲望相联系，是情的初步本质。

2. 情与机体内外的境遇因素有关

其后对情的认识逐渐深化，开始将目光转向对情的作用与影响，如《汉书·东平思王宇传》说："情者，见物而动者也。"已认识到外界环境变化是引起情之活动的重要原因，情尚与人们的社会需要相联系。正因如此，情与感相联系而有情感、感情诸词的出现。由此可见，在应用上情的内涵渐趋丰富，在理论上情的概念有所深化。

3. 情与人的体验感受有关

至清代，对情的本质认识产生了飞跃。《康熙字典》提出"情，心之动也"的重要论断，直指情的本质特性。此处"心动"当指由于机体内外刺激而引起情的活动、变化时的内心体验。而体验是情与其他心理活动相区别的根本特征。从早期情与生理需要相联系的情欲观点至此期情为外物所感而心动的情体验学说，显示了在心理角度上对情本质属性认识的飞跃。至此，情的基本内涵已被揭示。东西方在对情深层含义的理解上趋于一致。

（二）志的含义

志在古代汉语中有两层含义：一作志向，意解；一作标志，旗帜解。

1. 志作志向、心意解

《说文》："志，意也。"可知即心意、意思之义。《尚书·尧典》中的"诗言志"和《孟子·万章上》中记载的"不以辞害志"均取此义。该义与情的关系不大。

2. 志作标志解

《南齐书·韩孙伯传》中有"襄阳土俗，邻居种桑树于界上为志"，此处志为标志之义。《左传·昭公二十五年》曰："是故审则宜类，以制六志。"孔颖达疏："此六志，《礼记》谓之六情。在己为情，情动为志，情志一也。"即喜怒等自己体验到时称为情，而情活动变化表现于外时则称为志。此志正是标志、旗帜含义的用法，借助情的外在表现而识别其情绪变化。由此可知，志当是表情的古代表达，故云"情志一也"，即情、志所反映的是同一对象情的两个侧面，情表达心动时的内心体验，而志则表达心动时的外在表现，即表情。《素问·阴阳应象大论》中所论述的"心在志为喜，肝在志为怒"等五志之论，则系五脏之情的外显标志。另外，《素问·血气形志篇》中"志"的用法亦属此例。

（三）情与志组合含义

由上述分析可以看出：情主要指机体生理需要得到满足或因外物影响而致心动时的内心体验；而志则为心有所动，情绪发生内心体验时的外显反应。情与志组合成情志一词，其含义则应为：人对外在环境变化及内在生理需求所产生的内心体验及相应的外显表现。

这一定义是依据对情与志词义考证及情的本质属性的分析而做出的，可作为对情志丰富内涵进一步探讨的基础。

二、情、志合用

（一）情志作感情、志趣解

情志一词合用，在汉代古诗中有所表述，但在《内经》《伤寒论》《金匮要略》及金元四大家著作中均未见到。如汉《古诗十九首·十二》曰："荡涤放情志，何为自结束。"《诗·周南·关雎》说："窈窕淑女，琴瑟友之。"唐·孔颖达说："以琴瑟相和，似人情志，故以友言之。"琴瑟除指两种古代的乐器外，尚代指和谐的夫妻与相恋的情人。孔颖达解释为似人的情志，这里的情志作为复合词所表达的是人的感情、志趣。

（二）情志作七情五志解

情志合用在中医文献中的记载首见于明代张景岳的《类经》，该书首列"情志九气"，并首次提出"情志病"病名；其《景岳全书》也有"情志之郁证治"。《清代名医医案精华·何书田医案》则专列"情志病案"。上述医论、医案凡涉"情志"处，多引自《内经》五脏五志、悲忧惊恐诸说。如张景岳云："世有所谓七情者，即本经之五志也。"叶天士医案中亦有"七情致损，五志内伤，情志之郁，药难霍然"的论述。由此推论，医籍中情志一词是源自《内经》五情分属五脏的五志之论，可能是五情五志的合并简称。

第二节　情志概念的认识和定义

一、情志概念的当前认识及分析

情志、七情是近年中医文献中出现最为频繁的术语，但大多引用而不予界定，需从有关的书籍中归纳认识。现行的教材、专著及杂志一般均将七情等同于情志，并对七情或情志有不同的表述，以中医基础理论为代表性教材，论述如下（表2-1）。

表 2-1 中医基础理论教材对情志概念的代表性论述

七情认识	出处
七情即喜、怒、忧、思、悲、恐、惊七种情志变化，是机体的精神状态	全国统编教材《中医基础理论》五版教科书
七情是人体对客观外界事物和现象所作出的七种不同情志反映	全国统编教材《中医基础理论》六版教科书
七情，喜、怒、忧、思、悲、恐、惊七种正常情志活动，是人体脏腑生理和精神活动对内外环境变化产生的情志反应，一般不会导致或诱发疾病	全国中医药行业高等教育“十五、十一五、”规划教材《中医基础理论》教科书
情志是中医学对情绪的特有称谓，即是对现代心理学中情绪的中医命名	全国中医药行业高等教育“十二五”规划教材《中医基础理论》教科书
七情……包括精神、意志及情绪活动。认为精神活动又称心理活动	二十一世纪课程《中医基础理论》教材
七情，喜、怒、忧、思、悲、恐、惊七种正常情志活动，一般不会导致疾病	全国中医药行业高等教育“十三五”规划教材《中医基础理论》教科书

以上代表了目前对情志概念的认识，现分析如下：

首先，七情等同于情志吗？如果等同，人们日常体验颇多、颇深的七情之外的爱、恨、羞辱、自豪等属于什么呢？把情定义为七种，闭塞了对其他情志的认识，妨碍了具体概念向抽象水平的发展。

第二，情志是人体对外界事物的反映吗？该定义存在三处不妥：一是“人体”通常指躯干和四肢，若涉及精神活动则用“人”来表示。二是情志作为由机体内外环境变化引起的情感活动，无法反映客观事物。三是情志不仅可由外界刺激所引起，更多的则是由机体内部的刺激信息所引发。因此，这一定义在理论上是不能成立的。

第三，情志不能等同于精神，也不是意志。情志不可混同于精神，精神是指人的意识、思维活动和一般的心理状态。其不足显而易见：①情志不是意识，首先不像意识那样是人脑的特有机能，它至少还需内脏的存在和参与；其次它不能像意识那样对客观事物进行反映。②情志不是思维，因为它不能对事物的本质进行抽象。③情志不是意志，两者分属于不同的心理范畴。从理论上作出以上分析，有利于廓清情志认识上的含混现象，显示情志本身的内涵。

二、情志概念的定义

情志是中医学对现代心理学情绪包括情感的特有称谓；是人和高级动物共有的对内外环境变化产生的涉及心理生理的复杂反应；它具有特有的情志体验、情志表情和相应的生理和行为的变化；它发生在一定的情景之中，其反应和表达方式与个体心理、生理状态有关。

（一）情志概念的内涵

1. 情志是特殊的内心体验

体验是情志区别于其他心理活动的根本属性之一，是指“人在主观上感受到、意识到的情绪状态”，即情志产生、变化时所带来的心理上的不同感受。中国传统文化所讲“情，感物而动者也”“情，心之动也”正是对情志体验的表述。

体验是情志概念的重要内涵，是情志复杂性的内在原因。由于有了体验，与机体本能需要相联系的情绪才变得强烈，与人的社会需求相联系的情感才变得深刻，情志才具有了它独特的价值。

2. 情志具有相应的外在表现

情志的外在表现是指情志活动发生、转换时产生的相应外显变化，是情志体验的外在表达，情绪心理学称之为表情。表情包括面部表情、声音表情及身姿表情三种。与情志相比，意识、思维、意志及知觉等心理活动并没有这种外显改变（即表情变化）。显然，表情是情志所特有的，可以与思维、意识相区别的又一特征。

3. 情志反应伴随生理和行为变化

行为指受心理支配而表现于外的各种活动，这是情志活动有别于其他心理现象的又一特征。行为变化不如生理活动那样明显，但在较多场合及情境之中仍清晰可辨。面对亲人猝然离世，人们抱头痛哭；放眼天空礼花璀璨，人们欢呼雀跃，这些都是情志行为的典型例证。除了情志，其他任何一种心理活动都不能够伴随这样明显的生理、行为变化。

中医学对情志生理与行为有较深刻的认识，同时也带有较严重的先天不足。《内经》从五行角度归纳了相联系的五种动作变化，称为“变动”，如肝在志为怒，在变动为握；肾在志为恐，在变动为栗等；而喜、思、忧三情对应的忧、哕、咳三种“变动”不是行为变化，而是临床症状。这说明《内经》对情志行为并未有全面、准确地把握，仅属于一种直觉，因此这种论述上的混乱便是其先天缺陷，后世医家在理论上似乎对此也无任何新的发挥，导致面对当今迅速发展的行为科学、行为医学，传统的情志学说拿不出更多值得交流研究的理论见解和实际内容。

对情志伴随的生理变化，中医学的优势在于从临床实践中总结出具体情志与特定生理变化的理论模式，如“怒则气上”“喜则气缓”等论述，这为认识、诊断和治疗情志病证提供了有效的理论指导。对照现代情绪生理学研究，中医学的这些认识依然具有一定优势，但其缺陷也是明显的，主要表现为：第一，除了有关喜的生理变化外，《内经》及后世医家几乎未再涉及这一重要的理论问题，已有的认识基本来自情志病理的推论，而这种推论缺乏必要的研究证实；第二，全部认识建立在五行阴阳的笼统说理上，缺少足够的可资检验的事实支持。

（二）情志概念外延

情志的外延：包括七情在内的所有情志活动；包括由机体内外环境变化所引起的涉

及心理、生理两大系统的复杂反应；还包括主观上意识到的内心体验、外观上可被觉察的表情，同时伴随生理和行为变化的一系列反应。

通过对情志概念内涵与外延的界定，可明确如下认识：情志不是机体的精神状态，不是对客观事物的反映，不包括意志。

三、情志概念定义的说明及意义

中医学的情志与现代心理学的情绪一致，明确这一点至关重要。首先，可避免无谓的争议，避免研究偏离主体；其次，有利于不同学科之间的交叉与交流。

说明情志是由机体内外环境变化引起的复杂反应。首先，从内涵与外延上给出总体划分与揭示：情志是反应而不是反映，可与反映客观现实的意识、思维相区别；情志是一复杂反应，则又与因为刺激引起的躯体生理反应相区别。从总体上将情志与精神、生理分别开来。其次，是对"情绪是人对客观世界是否符合自己需要的态度的体验"这一心理学一般定义的修正和发展：一情志不仅仅是体验，而且有表情、行为，因此是一种涉及心理、生理多种变化的复杂反应；二情志不仅由客观事物对个体的影响所引起或转换，而且尚可由体内变化所产生，这已为中医学理论和临床实践所证明。如"肝气虚则恐，实则怒"，这无论对情志生理还是病理研究均有指导意义。

将情志研究的对象定位于人与高级动物，意义有二：第一，情志作为中医学对情绪的称谓，是人与高等动物共有的生命现象，虽然彼此有水平与表达的差异。达尔文《人类和动物的表情》已有定论，因此应当指明。第二，动物实验中医古已有之，当今更是中医学发展创新的重要途径。因此，在情志研究主体中明确写进高等动物，将中医情志研究目光引申拓宽，为亟待开展的情志动物实验提供理论依据。

情志体验和表情是情志的特有属性，生理和行为变化伴随情志活动而出现，如此表述是对情志的复杂性及其复杂反应的进一步说明，同时对情志研究具有指导价值：一是体验作为对情志的主观感受具有个体主观性质，因此对其研究，传统的内省法即情绪报告方法等仍是必不可少的。二是情志表情是窥探情志体验的窗口，表情虽具有掩饰性，但在病理状态下大多难以掩饰而传达其真实的内心体验。因此，表情在诊断和治疗方面的应用，将成为情志研究中颇有前景的新领域。三是情志对生理功能的影响，中医学对此认识深刻独到，目前急需在现代科学水平上揭示其具体机制；中医学对情志行为认识较少，近年兴起的行为科学、行为医学发展迅速，情志研究应跟上脚步，在这一领域中有所作为。

"发生在一定情景之中"，是从发生学角度对情志作出的界定，也是对第一句的深化和限定。一定的情景是对情志发生条件与内外因素关系的概括，注意研究何种情景下的情志活动，从而保障研究结论具备可比性与可重复性。

最后一句是对情志与个体心理、生理复杂联系的概括，也是对情志借以区别其他心理现象和生理反应的总特征的揭示。这就要求研究情志从个体心理、生理的总联系中去把握和思考，并应结合个体的个性、体质特点去研究。开展这一工作将是情志研究的重要方向。

该定义从利于操作应用着眼，在揭示情志本质属性和主要特征的基础上，指出实际应用的条件要求，对于保障研究结果具有可比性，将会发挥积极作用。

第三节 情志相关概念辨析

情志是中医学理论的一个基本概念，由于其本身巨大的复杂性及中医文献对此未有系统论述，摆在我们面前的是一个为人们所不甚认识的必然王国。因此，不仅需要对情志内涵进行全面考察与正确把握，而且要对情志与七情、情志与情绪等相关概念进行辨析与比较。

一、情志与七情

（一）情志与七情概念关系

情志，是中医学对情绪的特有称谓，是对包括七情在内的所有情志的统称。七情则是喜、怒、忧、思、悲、恐、惊七种情志的统称。情志与七情在概念逻辑的关系上，前者是后者的上位概念，即属概念；后者是前者的下位概念，即类概念。进一步区分七情与其各具体概念的关系，在逻辑关系上，七情是类概念；喜、怒、忧、思等各种具体情志则是其类概念下的种概念（图 2–1）。

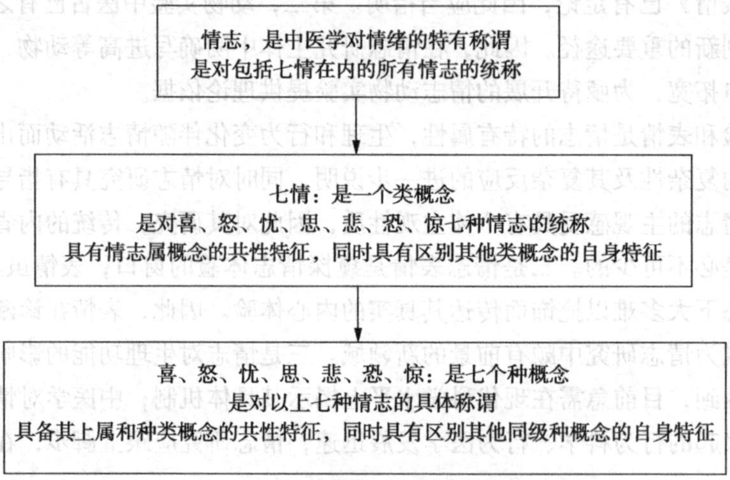

情志，是中医学对情绪的特有称谓
是对包括七情在内的所有情志的统称
七情：是一个类概念
是对喜、怒、忧、思、悲、恐、惊七种情志的统称
具有情志属概念的共性特征，同时具有区别其他类概念的自身特征
喜、怒、忧、思、悲、恐、惊：是七个种概念
是对以上七种情志的具体称谓
具备其上属和种类概念的共性特征，同时具有区别其他同级种概念的自身特征

图 2–1 情志与七情概念关系图

明确情志、七情及喜怒忧思概念间的三个层次及其逻辑关系，对于避免不同层次间概念的混淆非常必要。

然而以七情代替情志，限制了医家学者对情绪多样性和复杂性的进一步探索研究，阻碍了以更广阔的视野去总结临床各种情绪致病，这也正是七情学说问世以来发展缓慢、未有突破性进展的原因之一。

（二）七种情志的定义

对于情绪的分化种类，情绪科学家有不同的分法：六种、七种、八种、十一种不等。然而，把快乐、愤怒、悲伤、恐惧四种具体情绪确定为基本情绪则是各种分类法的共性。对其他几种情绪的认识存在分歧，如认为惊吓是反射性的感情反应，有相对简单的神经环路。如此将中医七情与国内外认识较为一致的四种基本情绪喜、怒、悲、惧相比，除忧，思不同外，其余几近一致。因此，可以认为中医学之七情属于基本情绪范畴。七情代表了中医学对人类基本情绪的认识。

廓清七情具体的每种情绪概念上的含混现象，给出尽可能清晰的、能揭示反映对象本质属性的定义，对准确把握七情具有重要价值，七情概念具体如下：

喜，是指个体脏腑气血功能协调，且愿望实现、紧张解除的轻松愉快的情绪体验及相应的表情和行为变化。

怒，是指个体气血上逆或不畅，以及愿望受阻而致紧张带有敌意的情绪及相应的表情行为与生理变化。

忧，是指对所面临问题找不到解决办法而担心时的以心情低沉为特点的复合情绪状态。

悲，是指个体对所热爱的人或物的丧失、所追求愿望破灭以及脏腑精气亏虚时对哀痛情绪的体验。

思，是指思虑过度，对所思问题不解、事情未决及个体肝脾气郁功能低下时产生的担忧、焦虑的心情，是一种思虑不安的复合情绪状态。

惊，是指突然遭受意料之外的事件，尤其在心神欠稳、脏腑机能失调的情况下，复遇异物异声而产生的伴有紧张惊骇的情绪体验。

恐，是指遇到危险而又无力应付及脏腑气血大虚时产生惧怕不安的情绪体验。

以上是依据中医学有关论述，结合现代情绪理论做出的阐释。

二、情志与情绪、情感、感情、心情、心境

情绪、情感、感情、心情与心境这五个名词术语，均指情绪科学和情绪心理学通用的概念。情志与这五个概念的关系分述如下：

（一）情志与情绪和情感

情志，是中医学对情绪包括情感的特有称谓，其概念内涵已有明确定义，详见第二章二节。情绪，具有广义、狭义之分：广义，泛指人类的情绪，包含情感；狭义，指人与生俱来和生理需求紧密联系的情绪。

情感，通常是指与人的社会需求相联系的情绪。

概括国内外有关研究可知：在情绪研究一般语境中，情志就是广义情绪，即包括情感的统称；在情绪发展研究等特殊语境中，情志与情感概念有一定差别，情志不能涵盖情感特有含义，因此情志与情感分开使用为宜。

（二）情志与感情、心情、心境

1. 心境含义与情志的关系

（1）心境含义

心境，是比较微弱而持久的情绪状态，能在较长时间内使人的一切活动都染上同样情绪色彩，它构成整个心理活动的背景。

心境在中国传统文化中有不同的含义：①指心意。如《红楼梦》第三十三回说："这琪官随机应答，谨慎老成，甚合我老人家的心境。"②指心情，心绪。如《儿女英雄传》第二十二回说："虽是各人心境不同，却同是一般的欢喜。"蒋光慈在《少年漂泊者》十四中说："可是当时我的心境真是痛苦极了！"③现代《情绪心理学》称："心境是一种深入的比较微弱而又持久的情绪状态。"心境，是产生人类情志状态的心理背景，心境往往在一段长时间内影响人的言行和情绪，使人处于一种情绪状态（一般状态、特定状态或低落状态）。但长期的工作成败、生活条件、健康状况等，也会对心境产生不同程度的影响，使人从一种情志状态转变为另一种情志状态，如长期的工作紧张、疾病缠身等，可以造成个体心情烦躁，可使个体从一般状态转变为特定状态或低落状态。

（2）情志与心境的关系

情志是中医学对现代心理学情绪（包括情感）的特有称谓；情志研究是强调内心体验、情志表情和相应生理和行为变化等情志成分的研究。心境是微弱而持久的情绪状态，强调的是整个心理活动的背景。二者应用背景不同，含义侧重点有别。

情志活动的发生及变化往往是在一定心境状态基础上发生的，心境对情志发生的种类、性质有影响。反之，长期的特定情志活动，也会影响心境。

2. 感情含义与情志的关系

感情亦称情感，着重于表达与人们的社会需要相联系的情绪体验。对应于情绪偏重于与人们的生理需要相联系的体验。

情志与感情的关系同情志与情感。

3. 心情含义与情志的关系

心情是指无特定、普遍及能够广泛影响认知和行为的一种情感状态。一般而言，心情会受到外在环境因素及实物和药品的影响。

情志是对情绪的特有称谓，一般无好坏之分，在中医科研教学及临床中应用；心情是一种情感状态，会影响人的认知和行为，有好坏之分，在日常生活中常用。

因此，本章以情志立论，介绍相关概念，有助于准确表达有关情志的认识。

总结与思考

情志是中医七情学说的核心概念，本章明确指出：情志是由机体内外环境变化所引起的涉及心理、生理两大系统的复杂反应，是主观上意识到的内心体验、外观上可被觉察的表情，同时伴随生理和行为变化的一系列反应。情志不是对客观事物的反映，不包涵意志和认知。阐明情志这一核心概念，对理清各相关概念间的关系大有益处。本章还介绍了情志概念的源流及定义，对情志相关概念如七情、情绪、情感、心境、心情等进行了辨析。然而，科学研究和科学知识只是相对的真理，需要不断的修正和完善，一切科学的东西通常是在理性的质疑与争辩中得以发展和完善，情志概念也将随着研究的拓展而进一步深化。

专栏二 喜、怒、忧、思、悲、恐、惊七种情志定义依据与说明

1. 喜

喜，是指个体脏腑气血功能协调，且愿望实现、紧张解除的轻松愉快的情绪体验及相应的表情及行为变化。

(1) 喜的生理基础

喜对心理上的志向，有荣卫通利的作用。关于喜，最早的解释见于《素问·举痛论》，其曰："喜则气和志达，荣卫通利。"机体良好的生理状况是产生喜悦情绪的生理基础，故志达须有"气和"。

(2) 喜与愿望及表现

清代医家莫枚士提到"人应之，为事已遂，其志怡怡然，喜之象也"（《研经言·五志论》）。把"为事已遂"视为喜的根由，"怡怡然"即谓喜悦的内心体验。

(3) 喜与快乐的关系

现代情绪理论认为，快乐指盼望的目的达到后紧张解除的情绪体验。可见"目的实现"这一产生快乐喜悦的根源，东西方的认识一致。情绪研究新进展证实，"内脏对于情绪是必需的""人有五脏化五气，以生喜怒悲忧恐"。因此，定义七情不能忽视机体的脏腑气血状况，忽视脏腑气血状态而仅言"愿望实现"并非准确、全面。

综合传统与现代的认识，对喜做出如上的界定。

2. 怒

怒，是指个体气血上逆或不畅，以及愿望受阻而致紧张带有敌意的情绪及相应的表情行为与生理变化。

(1) 怒的中医认识

早在《内经》就已注意到气血异常可以产生怒的表现，如"气血上逆，令人善怒"；反之，怒亦可引起机体气血异常，如"怒则气逆，甚则呕血及飧泄"等。目前，有些中医专著及教科书已开始注意到外界刺激对怒产生的作用。莫枚士提到："为事未遂，其志拂拂然，怒之象也。"认为人的愿望受阻、目的未能达到是引起怒的原因。

(2) 怒的现代认识与概念

现代情绪理论认为，怒一般是由于遇到与愿望违背及愿望一再受挫而积累起紧张产生的情绪体验。

结合以上认识，考虑到体内脏腑气血状况对怒产生的基础性作用，界定出怒的上述定义。

(3) 怒的程度

怒有程度之分，由轻到重依次为不满、生气、愤怒、大怒及狂怒。临床最常见的是

生气与愤怒，然而如何区分尚无严格的客观标准。

(4) 怒的表达方式

可分为发怒和郁怒两类。发怒者表情多亢奋急怒，郁怒者表情多抑郁沉闷。美国心理学家 Spielberger 用状态－特质愤怒表达量表（The State－Trait Anger Expression Inventory，STAXI-2）对怒的表达作了量化判定。

(5) 怒与喜的区别

怒与喜产生的外界原因正好相对，故莫氏用“为事未遂”“为事已遂”来对举，这对临床判别喜怒原由、治病求本提供了理论依据。

3. 忧

忧，是指对所面临问题找不到解决办法而担心时的以心情低沉为特点的复合情绪状态。

(1) 忧指忧虑

如《诗·大雅·瞻仰》云：“人之云亡，心之忧矣。”又作久思不解，虑而成忧解，如《灵枢·本神》曰：“愁忧而不解则伤意，意伤则悗乱，四肢不举。”而后世医家所云“忧思抑郁”“忧劳抑郁”等确实反映出忧的如上含义，反映出忧和思的意义相近。而临床上忧思伤脾也确为多见。因此，七情分居五脏，则忧思并为脾志更为恰当。

(2) 忧指因劳成病

如《孟子·公孙丑下》曰：“有采薪之忧，不能造朝。”注：“忧，病也。”

(3) 忧的体验与表情

莫枚士阐发：“忧生于虑……为拘，为愁，为不安。”“为事将败，其志殷殷然。”为愁，为不安，则揭示了忧情绪体验的主观特征。殷殷，为忧伤貌，其志殷殷然描写出忧郁的面部表情。

因此，依据现有的研究对忧做出如上概念界定。

4. 悲

悲，是指个体对所热爱的人或物的丧失、所追求愿望破灭及脏腑精气亏虚时对哀痛情绪的体验。

(1) 悲的含义

古代文献注意到悲的内心体验，释悲为哀痛、伤心。如《诗·豳风·七月》云：“女心伤悲，殆及公子同归。”表达了悲伤时乞望得到理解支持的感情。《灵枢·口问》记载“悲哀愁忧则心动”，亦是强调悲哀时的内心感受，但均对产生悲的原因认识不够，而缺乏这一认识则容易混淆对悲和抑郁等近似情绪的理解，直接影响了临床对该类病证病因的深刻分析。

悲不仅与社会事件有关，尚与人的身体状况以及个体对其机体状况的敏感关切程度有关。《灵枢·本神》云：“心气虚则悲，实则笑不休。”这是由于机体心气亏虚，主神的功能失控而出现的情志改变，与外在刺激无关。

因此，对悲做出以上界定。

(2) 悲与忧的关系

全国统编教材《中医基础理论》及其教学参考书均认为，忧和悲的情志变化虽略有差异，但对人体生理活动的影响大体相同，故忧悲同属肺志。

悲忧同义说，源于马元台与程士德。马氏注《素问·宣明五气篇》“并于肺则悲”句云：“按《素问·阴阳应象大论》曰忧而兹曰悲者，盖忧与悲无大相远也。”程氏关于七情的五脏归属问题引林亿等《新校正》关于悲与思“各举一，则义俱不足；两见之，则互相成义”的见解，据此，认为悲忧并为肺志。

悲忧异义说。实际上，忧和悲虽有近似之处，但并非“无大相远”，而是两种不同情绪，同作肺志则为失当。和忧不同，悲是与失去某种所追求或所重视的东西有关的情绪体验，失去亲人好友，追求破灭都使人产生悲哀或悲伤情感。

(3) 悲与喜的关系

悲与喜具有对立属性，表现在对社会事件的满足与破灭、脏腑精气的亏虚与充实两个层面上。在心理疏导及临床诊治中可利用这一属性调整过悲或过喜的异常情志。

5. 思

思，是指思虑过度，对所思问题不解、事情未决及个体肝脾气郁功能低下时产生的担忧、焦虑的心情，是一种思虑不安的复合情绪状态。

(1) 思作思考、思慕解

考证古代文献，思最初有思考与思慕两种含义。如《灵枢·本神》曰：“因志而存变谓之思。”

(2) 思作悲伤解

由思慕引申为悲感，即悲伤的情感，《文选·励志诗》中有：“吉士思秋，实感物化。”注：“思，悲也。”此思均表悲伤。《素问》论五志，思、悲互用，则属悲伤解，如《素问·阴阳应象大论》作“喜怒悲忧恐”，而《素问·天元纪大论》则以思代悲，为“喜怒思忧恐”，其实，此处用思是取悲义。

(3) 思作心思、情思解

唐·柳宗元在《柳先生文集·登柳州城楼》中说：“城上高楼接大荒，海天愁思正茫茫。”即是心思、情思解。

(4) 思作思虑不安解

后人释脾“在志为思，思伤脾”，不曰思考，而为思虑；《内经词典》提到“过度思虑”，实际上是对思的“思考、思慕”两义的融合，思虑本身就包涵了思考、忧虑。因此，七情之思不是思考、思维之思，不属于认知过程，而是对所思问题不解、事情未决时的焦虑不安的情绪状态，其实质是指思虑情志。如此，思归之七情方具有情的属性，符合情的定义而与其他六情一致。

清以前的医案，统计《清代名医医案精华》“思伤脾”案例87例，无一例为思考、思索所伤者，均是“忧思怒郁，最伤肝脾”（王九峰医案），“思虑过度，心肝郁而不达”（马培之医案），“七情抑郁，思虑伤脾”（何书田医案）。这足以证明思在七情中的真正含义及用法。故当今学者宋乃光强调“思实际是思虑悲忧情感的另称”。

依据以上所论，可对七情之思做出以上界定。

6. 惊与恐

(1) 惊的含义

惊，是指突然遭受意料之外的事件，尤其在心神欠稳、脏腑机能失调的情况下，复遇异物异声而产生的伴有紧张惊骇的情绪体验。

在古代文献中，惊指马因受惊吓而行动失常，如《史记·袁盎·晁错传》云："马惊车败。"取义源自《说文》，其曰："马骇也。"后引申为震惊骇怪。

《内经》从临床病变着眼，详论脏腑经络邪热内扰所致惊的情志改变，如"东方青色，入通于肝……其病发惊骇""足阳明之脉病……闻木音则惕然而惊""惊则心无所倚，神无所归，虑无所定"。显示了肝、心两脏及足阳明胃经病变所导致惊的异常改变。

后世医家对此也有发展，如清·沈金鳌在《杂病源流犀烛》中说："大抵惊之因，多由于外，或耳闻大声，或目见异物遇险临危。"指出了惊的原因多为外界所致。对因外界而惊者，治遵"惊者平之"原则，使病人渐进适应而不复再惊，如张子和《儒门事亲》中治卫德新之妻案即属此例。因此，可以将惊做出以上界定。

(2) 恐的含义

恐，是指遇到危险而又无力应付及脏腑气血大虚时产生惧怕不安的情绪体验。

《说文》中说："恐，惧也。"《左传·僖公二十六年》中有"室如悬罄，野无青草，何恃而不恐"的论述，说明因遇险恶情景而理应恐惧的情形。面临威胁而无能为力，是外在事件导致恐惧的关键因素。另有一种情形，即看到或听到恐怖情状即使并未亲身经历也能产生恐的情绪体验。因此，恐应指遇到危险而又无力应付及脏腑气血大虚时产生惧怕不安的情绪体验。

产生恐的机体内在因素主要为脏腑气虚，如"血不足则恐""肝气虚则恐""肾是动病……气不足则恐"。可见精气血液不足，正气大虚是产生恐的内在根源。

(3) 恐和惊的关系

恐和惊不同，恐的体验较单纯，主要为惧怕不安，伴随逃脱的企图与行为；而惊可伴喜亦可伴恐。

第三章　情志理论基础

内容提要

由于情志的复杂性，在对情志概念深入论述之后，一系列新的问题随即涌现：情志种类如此繁多，如何对其进行科学的分类？情志对人的心身影响具有什么样的属性？在不同的社会环境下，人们的情志活动呈现何种不同的情志状态？情志的功能是什么？这些情志基础理论问题，需一一进行探讨。

引言

中医情志学是中医学自身认识与现代相关学科理论交叉结合的成果，因此，需要先了解情志的理论基础，即：情志分类、维度、状态及性质与功能四个基础理论问题。分类是一切科学的开始和基础，又是显示其共性特征和不同特点的有效方式。本书对情志作出的分类，除先天性和继发性、正性和负性及与他人和自我评价有关的三种情志分类已有论述和报道外，与感官有关的情志则是新分类。以上分类，拓展了中医情志理论的研究视野，同时，对原有“七情分属五脏”学说提出挑战：与自我评价有关的骄傲、羞耻，与感官有关的喜爱与厌恶等，如何分属五脏？毫无疑问，提出这一问题并展开研究，将引导情志理论的创新和发展。

第一节　情志分类

传统的七情学说将情志分为七种，依据情志来源，分为先天性情志与继发性情志；依据评价主体，分为与自我评价有关的情志和与他人评价有关的情志；依据情志对个体的影响，分为正性情志与负性情志；以及与感官有关的情志。

一、先天性情志与继发性情志

（一）先天性情志

1. 先天性情志的概念

先天性情志，是指与生俱来不学而能的与人的本能需要相联系的情绪。依据该类情绪性质、表现及有关的新近研究，将其定义为：系指由生物遗传而来的与人和高级动物的本能需要相联系的一类情志。中国传统文化对此类情志早已有明确认识，如《礼记·礼运》所云："喜怒哀惧爱恶欲，七者弗学而能。"该类情志在现代心理学和情绪心理学中称作原始或基本情绪。

那么，在纷繁复杂的情志世界里，哪些属于先天性情志呢？

（1）先天性情志的种类

现代情绪科学已经对先天性情志有所认识，先天性情志的概念已为学术界所接受并得以确立。情绪是人类的生物—社会现象，人类的基本情绪是先天的。基本情绪最初系由美国心理学家所提出。目前人类情绪识别和婴儿表情观察研究的主要类别是由保罗·艾克曼于 1980 年提出的 6 种最基本的情绪：快乐、惊奇、厌恶、愤怒、惧怕和悲伤（图 3-1）。艾氏的 6 种基本情绪可以视为人类共同的基本情志。这一划分因在人类表情跨地区、跨文化识别研究中取得了一致的结果而获得广泛的认可。现代情绪学家汤姆金斯于 60 年代提出了 8 种基本情绪：兴趣、快乐、惊奇、痛苦、恐惧、愤怒、羞怯、轻蔑；其后，伊扎德于 1966 年在 8 种基本情绪的基础上又增加了厌恶、内疚 2 种而成为 10 种。

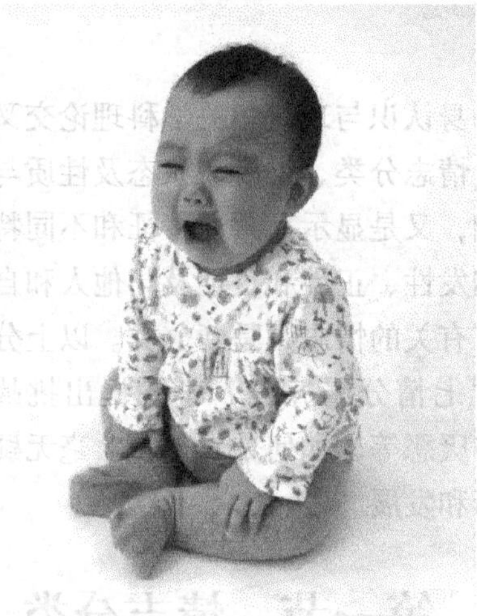

图 3-1　1 岁婴儿的哭泣表情——表达了婴儿的愤怒、惧怕和悲伤

中国最早提出基本情志的思想者当推汉代儒家。宋代医家陈无择提出"喜、怒、忧、思、悲、恐、惊，七者，人之常情"的七情概念，虽未明确提出"基本情志"的概念，但其中蕴涵着"基本情志"的思想。七情概念一经提出即为历代医家所接受。

与上述基本情绪做对照，可以看出，除忧、思之外，其余 5 种相同，说明中医学七情概念已蕴涵着对基本情绪的直觉把握。联系儒家的"七情"之中的"恶"，表明中国传统文化与中医学传统的七情学说已包含了现代情绪学家艾克曼的 6 种基本情绪。可见，东、西方文化在对人类情志方面的认识是一致的。东西方对人类基本情绪的认识比较（表 3-1）。

表 3-1 东西方对人类基本情绪的认识比较

代表人物	基本情绪											
汤姆金斯	兴趣	快乐	惊奇	痛苦	恐惧	愤怒	羞怯	轻蔑				
伊扎德	兴趣	快乐	惊奇	痛苦	恐惧	愤怒	羞怯	轻蔑	厌恶	内疚		
艾克曼		快乐	惊奇	悲伤	惧怕	愤怒			厌恶			
儒家		喜		哀	惧	怒			恶			
陈无择		喜	惊	悲	恐	怒					忧	思

2. 先天性情志的属性与价值

原发情志的作用与其所具有的属性密切相关。

(1) 先天遗传性

原发情志是人类及其他高级动物在长达一百余万年的进化过程中形成的。原始情绪的这种先天遗传性具有适应环境，保障生存的重要价值。

(2) 机能需要性

该类情绪是与个体的生理需求联系在一起的，无论是人还是其他高级动物，无论是成人还是幼儿，其生理需求满足时都会表现出快乐、喜悦，反之则会产生烦躁、愤怒。该情志驱使个体去获得生理需求的满足。

(3) 发展原始性

原始情志是其后各种复杂细腻情感分化、发展的基础。情志发展非常类似于胚胎发育，原始情志是含混笼统近似整体性的，如婴儿的哭泣包含着多种不甚清楚的成分，既有惊吓，也有悲伤，还可能夹杂着委屈、愤怒及抗议等。

(二) 继发性情志

1. 继发性情志的概念

继发性情志在心理学学科中一般称为继发情绪，如同原始情绪一样，继发性情志是一个常用的概念，但未有明确定义。中医学中无此概念，考察该类情志的共同特征，可将其定义为：经社会学习而由先天情绪分化、发展出的各种情志活动，其表达方式受个体所处社会环境与道德规范的制约。

2. 继发性情志的种类

按照以上定义，继发情志实际包括两大类：

(1) 具有继发情志性质的先天情志

即本属于先天情志，但在社会环境中发生且与人的社会需求相联系，也属此类。如快乐与愤怒本属先天性情志，当因人的社会需求的愿望实现或受阻而发生时，已经成为继发性情志，而非先天性情志。

(2) 除先天性情志之外的其他情志

凡与人的社会需要相联系的情志皆属此类，如喜爱、仇恨、忧郁、烦躁等。

3. 继发性情志的特点

(1) 与人的社会环境密切相关

即社会环境是该类情志发展、分化的必要条件，这是继发性情志的突出特点。离开社会环境或缺少充分的社会接触，这类情志的发生、发展及表达将受到阻碍。

(2) 与人的社会学习有关

在社会环境中，继发性情志除自然形成和发展外，还与人的自觉社会学习有密切关系。

二、与自我评价和与他人评价有关的情志

情绪认知理论告诉我们：个体对引起情绪活动的刺激信息的认知评价，即对刺激信息进行加工、编码并与原有的内部模式进行比较，是情绪发生与转化的重要心理机制。按照评价主体的不同，情志可分为自我评价情志和他人评价情志两类。

(一) 与自我评价有关的情志

1. 自我评价情志的概念

在个人的愿望、理想、目标实现或落空时所呈现出来的，情志对象体验指向自我并对其自尊心产生较强冲击感的一类情志称为“自我评价情志”。如理想或目标得以实现可能表现为骄傲或自豪，反之则可能表现为羞耻、沮丧、自卑、内疚、悔恨等。

2. 自我评价情志的特点

自我评价情志具有情志体验指向自我和情志反应冲击自尊心的共同特点：

(1) 情志体验指向自我

即情志活动发生时个体主观上感受到的情志性质是朝向自我的。如当个人某种行为违背社会道德规范并意识到这种违背时，通常产生羞耻情感，这是一种典型的情志体验指向自我的情志，它给人带来的是情感上的自责，是其自我形象的伤害。

(2) 情志反应冲击自尊心

这是该类情志又一特征，是对个体自我尊严的强烈影响。如当个人的人格遭受侮辱，隐私遭受暴露时，通常产生耻辱情感。该情感使人的尊严受到伤害，对其心理产生强烈冲击。

3. 自我评价情志的常见类型及其具体表现

按照上述自我评价情志的概念，自我评价情志的常见类型主要有两类，即当理想或目标得以实现时所表现出来的骄傲或自豪等；当理想或目标不能实现时所表现出来的羞耻、沮丧、自卑、内疚或悔恨等。

(二) 与他人评价有关的情志

1. 他人评价情志的概念

人只有在社会交往中才能得到发展，情志是联结人际交往的纽带，人们所体验到的大多数情志都是与他人相关的。情感的发生和转换，通常是与他人的态度、反应联系在一起的，是指向他人的。例如，喜欢与厌恶是一对常见情志，当我们与他人交往时，对

方的冷淡与热情、响应与否，无疑是我们产生喜欢还是厌恶的影响因素。

2. 他人评价情志的特点

他人评价情志主要具有两个特点：

（1）情感的对象与体验指向他人

与自我评价情志不同，该类情志的对象与体验不是指向自我，而是指向他人，这是区别两者的第一特征。

（2）情感的变化与他人的态度相联系

情感指向一方的态度、反应如何，影响该类情志的变化。敏感及脆弱性是情志的基本属性之一，人们能够从交流对象的面部、声音及身姿表情中敏感地觉察出对方的态度如何，并相应调整自己的行为以避免尴尬。

3. 他人评价情志的常见类型及具体表现

人生活在社会环境中，总是本能地对其所遇到的不同社会事件产生不同的情志反应。由于社会的复杂性和个体认识的不同性，决定了他人评价情志的多样性，如常见的爱与恨、喜欢与厌恶、尊敬与蔑视、羡慕与嫉妒等情志反应常取决于不同的社会事件和个体对同一社会事件的不同认识。

三、正性情志和负性情志

（一）正性与负性情志的概念

1. 正性情志的概念

正性情志，又称积极情绪，通常指个体心身需求获得满足而产生的愉悦、欣慰等有益心身健康的情绪。如接到大学入学通知时的喜悦，由困境中摆脱出来的欣慰，以及家人相聚时的开心快乐（图 3-2）。正性情志与个人性格及家庭环境、工作与生活状况等有关。正性情志与积极态度相联系，是积极、健康、向上的情绪，有利于学习、工作和生活。

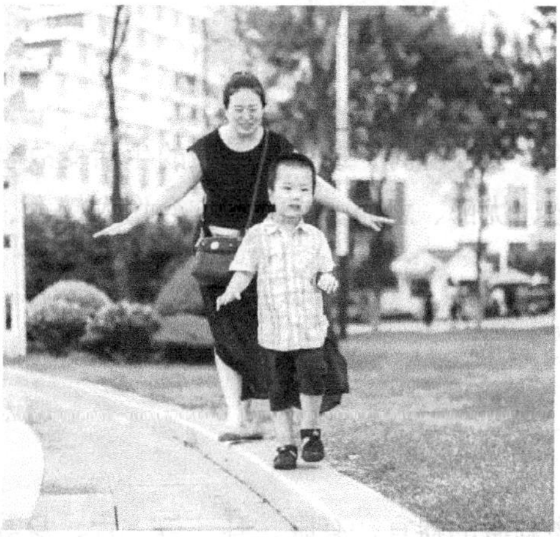

图 3-2 母子快乐情怀——表达了正性情志中的母爱和母子快乐

2. 负性情志的概念

负性情志，又称消极情绪，通指个体心身愿望受阻而产生的对身心健康不利的情绪。如亲人重病时的愁楚，好友去世时的悲伤痛苦（图 3-3）。负性情志的产生与个人身心状态及生活、工作环境中不良事件密切相关。负性情志与消极态度相联系，长期或剧烈的负性情志多对个体学习、工作和生活产生不利影响。

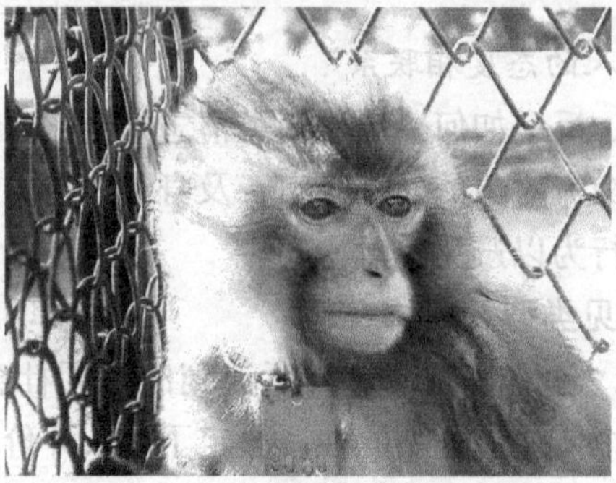

图 3-3　低地位猕猴抑郁寡欢情绪——展示出负性情绪中压抑、忧郁情绪

（二）正性情志对个体的影响

当人们事业顺利、取得成绩，或欣赏动听音乐、观赏赏心悦目的画作时，会感到精神兴奋，心情舒畅，悠然自得，神态自若，心境宁静。

人处在正性情志时，心境宁静、和谐、均衡，心身协调，生理功能旺盛，肌肉放松。其行为检点，温文尔雅，生活有序，心态宁静，心胸开阔，乐于助人。血液循环畅通，血流充沛，心跳规则有序，肠胃蠕动分泌如常，食欲良好，睡眠安宁。这时候心身处在良好的健康状态。能使人奋发向上，心情愉悦。如能长期保持这一状态，会使人健康长寿。

（三）负性情志对个体的影响

当人们遇到不顺利的事和环境时，或发生重大的生活变故事件时会心境恶劣、焦虑不安、激动、愤怒、忧愁、忧郁、悲痛，这类情志会伤人精力、耗散心血，从而引起机体失调而致病。

四、与感官有关的情志

（一）感官的概念

感官指感受外界事物刺激的器官，有眼、耳、鼻、舌、身等。不同感官接受外界事物刺激分别产生视、听、嗅、味、触等不同感觉，经大脑意识和评价，由此产生不同的情志反应及体验，称之为与感官有关的情志。

（二）与感官有关的情志种类

国内外有个别研究报道，但未见系统研究，也未见对此分类的报道。依据对日常生活现象的观察和情志致病人群临床流行病学与实验室研究的若干发现，提出与感官有关的情志这一初步的分类。

1. 由视觉引发的情志

看到优美风景、美丽面孔、动人身材，自然产生的愉快、欣赏、爱慕等感受及体验（图3-4）。

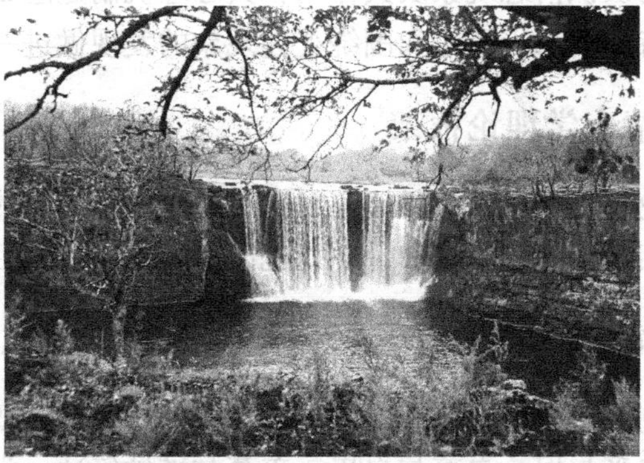

图3-4　优美的风景——可以让人自然产生愉快的感受

2. 由听觉引发的情志

听到美妙歌声、突然尖叫而产生的美好感受与意外惊吓甚则惊恐感受。

3. 由嗅觉引发的情志

嗅到沁人心脾的香气与令人反胃的恶臭而产生的愉悦感受和恶心厌恶反应。

4. 由触觉引发的情志

每年部分新入学的硕士和博士研究生不能完成实验大鼠各项研究，有的甚至不敢触摸大鼠。多数同学的反映是不敢接触大鼠，触摸或解剖大鼠则产生害怕、厌恶甚至恶心反应。显然，这是由视觉尤其是触觉产生的一种情志反应。

这都是人们经历过、体验到的与感官密切相关的情志反应及表现。

（三）与感官有关情志的作用和意义

由此可知，感官对情志反应的作用是客观存在的，并且是一类规律性的现象，尽管具具体心理机制尚未明确。

对上述现象进一步探寻，会有以下疑问：面对同一外界事物刺激，例如，同样听到美妙歌声、突然尖叫，人们的内心感受与情志反应会是一样的吗？面对同一只实验大鼠，为什么有的人不敢触摸，触摸则产生害怕、厌恶甚至恶心反应？如果不一样，其主要原因或心理机制又是什么？

五、明确情志分类的意义

分类，就是将研究的客体按照其特征联合为一个同类总体（组）。在进行分类程序之前，通常要对被研究的问题进行详细的逻辑分析。

提出以上情志的不同分类，至少有如下意义：

（一）进一步认识情志现象和作用

对情志的种类深入研究后，发现了情志的复杂性，同时也发现了情志种类的多样性。但是，如何深入的认识情志现象及其作用？其心理机制是怎么发生的？怎么对情志科学进行分类？还有待我们深入思考和围绕上述现象的发现做进一步实际研究。

（二）构建中医情志学理论框架

任何一门学科理论都是针对其学科研究对象相对完整的知识体系，这一知识体系能够对其研究对象做出相对全面的概括和说明，也能明确指导其今后的研究。

（三）拓展中医情志学说研究领域，引起中医临床关注

传统七情学说限制了对七情以外情志的认识，尤其是若干重要基本情志。与他人和自我评价有关的情志将爱与恨、自尊与自卑、羡慕与嫉妒等这一类对人的心理生理产生重要影响的情志纳入中医情志学的视野范围，认知和关注该类情志，研究其对健康和疾病的影响，有利于做出中医学的回答。

第二节　情志维度

维度，从广义上讲是事物“有联系”的抽象概念的数量，“有联系”的抽象概念指的是由多个抽象概念联系而成的抽象概念，和任何一个组成它的抽象概念都有联系，组成它的抽象概念的个数就是它变化的维度，如面积。从哲学角度看，人们观察、思考与表述某事物的“思维角度”，简称“维度”。

情志维度，是对于情志复杂现象和情志活动身心卷入程度的剖析和评价。在情志的复杂多样性面前，引入维度有助于使问题轮廓变得清晰。

一、快感度

指情志发生时，个体所体验到的愉快或不快在程度上的不同范围，即指情绪体验到的愉快或不愉快的程度。

快感度反映了情绪体验的性质与程度，可较好地说明情绪发生时的心理状态。其概念对于理解情志致病时患者的心理压力及内心冲突是有利的。

二、强度

指情绪产生时对个体身心影响的程度，其范围可从未被注意的转瞬即逝的某一心情

一直到整个身心被卷入的狂喜大怒。

情志强度可有两种表现形式：一是突然有力的爆发，如无故受辱而勃然大怒。二是持续存在，悲忧思虑多表现为此种形式。通常遭受亲人去世时，悲伤抑郁的心情可持续存在相当长的一段时间而不能摆脱，这种情形，其情志强度依然较大。

三、紧张度

指情绪发生时所引起的个体行为动作的冲动。如愤怒时动作指向引起发怒的障碍物或阻挡其愿望实现的人，恐惧时躲避令人惧怕的环境等。中医情志理论中，怒、恐、惊、喜的紧张水平波动明显，而悲、哀、忧、思的紧张水平则相对平稳。

四、复杂度

是用以说明情志存在方式的概念。即用来说明人们通常所体验到的情绪是单一的，还是多种情绪的复杂组合。

人们通常体验到的情绪是多种情绪的结合，即以复杂方式存在的情绪。日常生活中常体验到无法描述清楚的情绪状态，说不清是忧是愁，是悲是喜，或者也可以说喜忧参半，爱恨并存。

五、提出情志维度的意义

借助多学科知识，引入情志维度，对于完善情志理论和指导临床实践具有一定意义。

（一）完善中医情志学理论体系

借助多学科知识，引入维度概念，情志富有了快感度、强度、紧张度和复杂度等，丰富和发展了中医情志学理论体系，拓展了中医学的新领域。如复杂度可以说明人们通常体验到的情绪是多种情绪的结合，即以复杂方式存在的情绪这一正常现象。日常生活中我们常体验到无法描述清楚的情绪状态，说不清是忧是愁，是悲是喜，或者也可以说喜忧参半，爱恨并存。

（二）指导中医临床实践

理论的价值就在于能够指导实践，创新发展中医情志理论，有助于指导情志病证的防治。如情志的紧张度系指情绪发生时所引起的个体行为动作的冲动。怒、恐、惊、喜的紧张水平波动明显，而悲、哀、忧、思的紧张水平则相对平稳。明确情志的这一维度，对临床心理疏导有重要的理论意义。如对大怒者，应避免其可能造成不良后果的冲动行为；而对恐惧者，帮助其摆脱惊恐环境则是有益于情志稳定及病情恢复的措施。

总之，引入维度的概念，对情志的复杂属性做了多个侧面的分析。情志快感度深化了情志体验的内涵，揭示情志发生时所伴有的愉快或不愉快，有助于理解情志患者内心的痛苦。情志强度从身心的角度对情志过极内涵提供了解释说明。情志紧张水平则增添了对情志活动引起行为冲动的理论说明，对情志病人心理疏导具有实际意义。情志复杂度显示了情志体验的具体方式是多种情绪的组合，毫无疑问这些概念具有重要的理论意义和临床指导价值。

第三节 情志状态

情志状态，指在不同环境中情志的表现方式、形态。例如，人们所体验、表现出的情志与特定情景、特定时间有着密切的关系，情志状态就是对这一现象的概括。因此，情志状态就是对情志表现形态的分类描述，是对形成不同表现形态的情志内部因素的剖析、阐述，是从整体层面上对情志本质的概括和反映。

一、情志的一般状态

是指一般情景下情志以不同种类的多种情志组合方式存在于人们情志活动中的状态。一般情景则是指没有引起人们情志明显变化的日常生活、工作环境，以及人们身心状况相对稳定的情形。

大量的日常经验和事实表明这一状态是普遍存在的。我们以情绪状态问卷方式，曾对工人、干部、学生等群体进行了调查，结果显示，日常情绪状态中选择多种情绪并存的最多。

进一步区分，情志的一般状态还可分为以下两种类型（亚型）：一是不甚清楚的含混笼统的难以说清的情绪状态，一般无具体对象，而是作为情绪的背景来起作用，是一种相对平静的无明显情绪体验的心境。二是具有较明显情绪体验的多种情志的组合，多种情志常交织在一起。

情志的一般状态表明，人们日常体验到的是不甚明了的多种情志的组合，提示情志与人体脏腑的关系并非传统的一种情志对应一脏的“五志五脏”模式。

二、情志的特定状态

人们处于与特定情景相联系的以一种情志为主的情绪状态，被称为情志的特定状态。

特定情志状态的情志体验具有两大特点：一是以一种情志活动为主，至于产生哪种情志活动则与特定情景的性质有关，并且也和情绪当事人的利害关系、心理状态有联系。二是情志体验表达的滞后性和易感性。人们的日常生活经历表明，有相当一部分人在特定情景中，并不产生或表现出特定的情志状态，而是事过之后才体验到或表现出相应的特定情志活动，如突然经历一场危险，当时做出本能反应，可能未感觉到什么情志变化，但事过之后才感到后怕。

三、情志的低落状态

是指以情绪低落、压抑，兴趣减低为特征的情绪状态。在这种情志状态下，各种情志的分化不明显，人们通常说不清何种具体的情志体验，主要的感受是沉闷、压抑，常无精打采，对工作、生活没有情绪，没有兴趣。

情绪低落状态是一种与内外环境因素有关，介于正常与非正常之间的“中间情绪状态”。每个成年人都有可能经历这一状态。

四、提出情志状态的意义

情志状态的提出同样对发展中医情志学具有重要意义：

（一）发展创新中医情志理论

为中医情志理论体系拓展了情志状态新内容，也无疑为中医情志学说增添了新内涵，为研究情志致病规律提供了理论基础。如人在不同的情志状态下，受到同样的情志刺激，所导致的病证是不一样的，这可以用情志状态的概念来解释。

（二）指导当今社会情志病证防治

当今社会的生活节奏紧张，情志病证发病率高，病情复杂，同样的一种情志刺激，对处于不同情志状态的人会产生不同的病情。如同样的一种分配不公，对处于一般情志状态的人，可能一忍而过；对处于特定情志状态的人，可能大发雷霆；而对处于低落情志状态的人，可能心情抑郁，日久闷闷不乐，甚至产生抑郁症。

第四节　情志的性质和功能

一、情志的性质和意义

性质，是事物本身所具有的一种根本属性。事物的性质是由事物自身的矛盾所决定的。事物的不同，主要表现为性质不同。因此，事物的性质是事物相区别的内在标志。

情志性质，是指情志本身所具有的能够借此与其他心理、生理活动相区别的根本属性及特点。它在一定程度上左右着情志的表达，影响着情志的表达方式。分析和认识情志性质，有利于深化对情志复杂现象的理解。情志具有如下性质：

（一）情志的性质

1. 情志是一种体验

情志活动伴随心理生理反应和行为变化，但它并非就是这些反应、变化，而是一种由人（包括高级动物在内）的生活经历对情志发生转换时的体验。

情志体验是复杂的，有时甚至是语言难以表达描述的。不同的情志体验对心理产生的影响不同，但均能产生有益的或无益的，甚至有害的影响。

2. 情志是一种评价

评价是对事件的价值做出评定。情志是由机体内外环境变化引起的复杂反应。同样的刺激源所引起的情志体验可大不相同，不同的体验是由人的主观评价所致。因此，情志具有评价性质，即人对引起情志活动或情志变化的内外刺激信息具有不同的判断，这种评价决定了情志的体验和感受。

3. 情志具有易转换性

是指各种情志活动并非长久地为人们所体验，而经常是一种情志体验产生之后很快被另一种或其他数种情志组合所取代。这在特定情景下产生的特定体验状态最为典型，可以说是情志的一种普遍性质。例如，考生进入高考考场前的紧张心情，随着进入考场答题顺利而消失，考试完成后，对考试成绩的期盼心情随之产生，一旦知道结果，成功者的喜悦、失败者的懊丧马上代替原来的期待体验，而喜悦和懊丧又将被随后而来的对新问题的思考而产生的情志体验所取代。

4. 情志具有两极性

是指情志活动中存在着截然相反的两种情志体验。日常生活中常见的主要有：喜与悲、爱与恨、轻松与焦急、喜爱与厌恶以及自豪与羞耻等。相互对立的两种情志具有相互抵消体验的作用，中医学利用情志的这种两极性进行情志病证的调整治疗，即所谓的“以情胜情法”，如《素问·阴阳应象大论》曰：“怒伤肝，悲胜怒……喜伤心，恐胜喜……思伤脾，怒胜思……忧伤肺，喜胜忧……恐伤肾，思胜恐。”

5. 情志具有可调不可控性

情志的可调性是指情志的表达和表现具有能够为个体主观愿望所调节、调整的性质；不可控性则是指情志具有不受个体主观愿望所支配而表达与表现出来的性质。

情志的可调性可以使得积极情感增多，有关情志调节与主观幸福感关系的研究结果表明，大学生正性情志的调节量大于负性情志的调节量，大学生在学习生活中比较重视正性情志，也能较多地去有意识的调节正性情志。情志调节对积极情绪有很好的预测作用，不同情志调节方式对主观幸福感的不同方面预测是不同的。

人们能够调节自已的情志表达与表现，这是我们每位个体已经经历、正在经历而且将要继续经历的事实和观察到的现象。情志具有的这种按照人们主观愿望调节、调整的性质。不可控性是指在某些时候及场合，人们真实情感不受主观愿望的调控。顾不上场合忌讳的“失声痛哭”，忘记身份尊严的“破口大骂”，冲破樊篱、有悖常规的“誓死爱你”等等，都是情志这种不可控制性自然流露或爆发出来的生动描述。现实生活中此类现象几乎比比皆是。

情志调节的可控性进一步发挥着情绪的适应动机功能，影响着人们的日常心境及心理健康状态。情志调节本质上是情绪与认知相互调整的互动过程，其功能与目标是为了有效完成既定目标，趋乐避苦，维持内心平和及促进人格整合与成长。情志调节的作用不仅体现在对普通人的积极效应上，而且日益扩展到生理疾病的辅助治疗当中。情志调节使得消极情感减少，情志调节策略能够有效降低个体的负性情志体验，对于重大生理疾病患者，适当的情志调节对于身心健康都起到了重要的作用。

情志可调不可控性对情志病的防治主要体现在肝主疏泄的调节气机作用。维持机体气机调畅是保证情志活动得以正常进行的关键因素。情志调畅，肝的疏泄功能正常，则气和志达，发而有节。即使在接受刺激的过程中产生了一些不良情绪，也能得到适当的宣泄，使体内受到扰乱的气机逐渐平复，恢复正常的气血运行，从而无损机体的健康。

情志的这种可调不可控性有其中医理论基础，中医藏象学说认为，情志除了与心关系密切外（心藏神），还与肝有着密切的关系。如《素问·灵兰秘典论》曰："肝者，将军之官，谋虑出焉。"根据中医学理论体系形成的时代背景，在春秋战国至秦汉的战乱时期，将肝比喻做将军，即赋予了肝具有刚直不阿的特性，可视为对情志不可控性及其与肝脏关系的另一种表述。

6. 情志具有可感染性和掩饰性

情志的可感染性是指其具有相互影响而感受表达近似或同样情绪的性质；情志的掩饰性则是指其具有为人们掩藏真实体验，表达出与其内心感受不一样表情的性质。

场合及氛围是情志可感染性的必要媒介（或曰环境）。如上所述，人们置身喜庆场合，喜庆的氛围通常会感染每一位身处其中的人们，使其产生和表现出高兴的情绪。

在社会生活中，情志掩饰主要有两种表现形式：

（1）表情掩饰

是指有意图地展示出不同于内部感情姿势的过程，其目的是塑造自己的某种公众形象，或者遵循相关情境的文化规范要求。

（2）感情掩饰

是指我们通过改变对某种关系的解释，或者改变我们身体的感觉，或者改变对他人的反应来改变情志的表达。

7. 情志具有敏感脆弱性

情志具有敏感性与脆弱性，敏感性表现在人们交往时，能敏锐地感受对方面部表情、声音以及身姿的变化，并随之做出反应。脆弱性体现在情感易于受到伤害。这种敏感性与脆弱性是人的尊严、价值的体现，是人际交往的敏感地带与人际关系复杂微妙的源泉。

8. 情志具有突生性

所谓突生性是指只有在人与人发生关系或者当个人的心理或行为同他所处的社会文化结合时才能显示出来的那些特点，而且这些特点是无法还原到个人的或生理的基础上去的。情志的突生性主要表现在来源、时间、结构和变化四个方面。

（1）来源

从来源讲主要有两种：个体生理和社会关系。即情志可以由单纯的生理反应产生，如性快感；也可以由人际交往中的相互关系产生，如爱和恨。

（2）时间

情志维持的时间幅度。在持久的社会关系中产生的情志，如爱和恨，由于受以前的互动和对该关系未来进程的预期影响，所以往往超越单一的情境，而且能反映社会关系在时间上发展的属性。而由个体生理产生的情志如狂怒、惊奇或惊骇等则被限制在强烈唤醒的情境以及短暂的刺激上。

（3）结构

由社会关系导致的情志，其诱因是以社会力量或社会因素维持，而非心理力量维持。如妒忌，不同的人可以伴有不同的动机，有的可能是来自朋友的压力，有的则可能是担心失去伴侣，而妒忌的结构是以社会方面被建构起来的，而不是来自这些不同的心理因素。

（4）变化

来自社会关系的情志并非是固定的，而是随着社会互动、文化规范和信念而变化。换言之，人们是按照社会的事件、关系和价值去识别它们并采取相应的行动，可以怀疑和改变已产生的情志，以及解释情志的表达。如我们可以唤起爱、内疚和同情这样的与社会关系有关的情志，也可以努力减少其强度。

总之，情志具有九种性质。上述性质从不同侧面展现出了情志的性质、特征，为理解情志现象的复杂性，提供了多角度的认识。

（二）提出情志性质的意义

首先，理论的需要。表现为两方面：其一，理论本身的需要。作为中医情志学新兴学科的集中理论表述，必须对情志的性质做出概括性表述。否则，这一理论是残缺的、不完整的。其二，发挥理论功能的需要。若没有由情志现象抽象出的情志性质的理论论述，中医情志学就无法对各种情志现象做出自己的理论说明。

其次，应用的需要。认识并明确上述情志性质，为临床诊断尤其是干预治疗情志病证，提供理论依据和研究方向。如明白情志的感染性与掩饰性，对了解情志病患者的真实情绪，治疗上采取相对应的情绪感染疗法，提供了导向和依据。

二、情志的功能和意义

功能，意指事物或方法所发挥的有利作用和效能。

情志的功能，指情志对人的生命活动发挥的有利作用。

（一）情志的功能

1. 情志是生物个体适应生存的心理工具

由于神经系统的进化，高等动物的心理功能成为比形态变化更有效的生存手段，特别是随着动物感觉能力的进化，感情性功能成为适应生存的重要手段。一般认为，神经系统进化到皮质阶段，在脊椎动物中可广泛观察到所谓“四种反应”：争斗（fight）、逃跑（flight）、哺喂（feeding）与怀孕（fecundation），在脑中产生一种感受“状态”，这就是最初的感情性反应，而上述四种感情性行为就是后来发展为怒、恐、爱等情志的雏形和前身。

情志的这一功能可以感受自然、社会环境状况对个体的影响，并协助个体做出相应调整以较快适应新的环境，进而借助意识到或未意识到的情志变化去适应他所面临的新变化。

2. 情志是唤起心理活动和行为的动机

动机是发动、控制和维持个体行为的心理过程状态。行为是外显的，动机是内在的。内在的动机与个体的需要紧密联系在一起。

上述本能与社会需要，中医学称之为欲愿。欲愿是情志活动产生的基础，情志活动也因此分为两类：即与生理本能相联系的先天性情志，又叫原始情志；与社会需要相联系的后天情志，又叫继得情志。

情志也为人的行为活动提供增力或减力，如怒志有助于增强体力，战胜猎物或敌人；恐志则会引起人们产生躲避行为。现代科学揭示，人在紧张情绪发生时会血压升高、呼吸加快、肾上腺分泌增加等，而这有助于充分调动人的体力，集聚能量，更好的应付紧急情况。这一功能是情志在人类生存上适应性价值的体现。

可见，情志的动机作用是普遍存在于人们正常情志活动的表现方式。

3. 情志是心理活动的组织者

情绪可以影响知觉对信息的选择，监视信息的流动，促进或阻止工作记忆，干涉决策、推理和问题的解决。因此，情绪可以驾驭行为，支配有机体同环境相协调，使有机体对环境信息作最佳处理，同时，认知加工对信息的评价也通过神经激活而诱导情绪。在这样的相互作用中，认知是以外界情境事件本身的意义而起作用；而情绪则以情境事件对有机体的意义而起作用，即通过体验喜、怒、悲、惧等而起作用。可见，情志具备动机的作用而能激活有机体的能量，从而影响认知加工过程。

4. 情志是人际交流的手段，是人类尊严的标志

情志的通讯交流，不但促进人际间的思想交流，而且还可以引起对方的感情反响和共鸣，相互受到感染后，产生同感和移情。情志在人与人之间可以产生相互影响，这就是情志的交流。心理学研究表明，一个人的情志会影响他人的情志，同时他人的情志也会反过来影响这个人原来的情志。

人的自尊心、羞耻感、荣辱感是人的尊严体现，本来就与人的自我评价有关的情感活动联系在一起，自豪、得意、耻辱等这些情感活动是人的尊严是否得到承认的写照。

5. 情志具有调节心理平衡的作用

情志宣泄内心感受，调节心理平衡。心理平衡主要是指个体对自我和对他人评价的心理活动。这种评价通常从与他人的交往，尤其从日常工作、生活中的人际关系中产生的。

（二）提出情志功能的意义

提出情志的功能与性质具有同样重要的意义：

在理论上，可以发展和完善中医情志学理论体系，为错综复杂的情志现象提供了理论说明。

在应用上，提出情志的上述功能，可以为情志病证的预防和干预提供理论指导。

总结与思考

本章是学习情志的理论基础，需要掌握的是：①情志的分类。②情志的维度。③情志的状态。④情志的性质和功能。为了掌握情志的理论基础，需要对情志分类有全面而清晰地认识；对于情志复杂现象和情志活动身心卷入程度的剖析和评价；对形成不同表现形态的情志内部因素进行剖析、阐述，是从整体层面上对情志本质的概括和反映；理解情志的性质和功能。尝试指出今后开展相关研究的角度、方向和问题，为拓展中医情志的研究领域和方向提供理论支持；为下一章的情志理论与假说做好铺垫工作。

第四章 情志理论与假说

内容提要

理论是由假说发展而来，两者最大的作用就是解释和预测功能。情志理论及假说是中医情志学中的基础理论，通过梳理情志的历史源流，结合现代情绪理论，对情志的概念做出尽可能全面的定义。依据对情志活动及其致病特点研究第一手资料，对情志提出了新假说。那么理论和假说的关系是什么？情志的理论是怎么形成和发展的？结合最新的研究进展，乔明琦团队提出情志理论新假说——多情交织共同致病，首先伤肝假说。同时从情志理论如何对情志活动及其性质、功能做出解释，并预测其发展变化。

引言

了解情志概念并学习情志理论基础之后，我们将探讨情志理论。随之而来的问题是：什么是理论？它是如何提出并建立发展的？理论有什么作用？为什么要学习它？深入探讨并认识这些问题为评价情志理论及中医基础理论提供了理性视角和参照系。如果你的思维活跃，还会进一步提出有关情志的理论在中医历史上有哪些？国外情志理论研究有何最新进展？当今又有人提出了什么新理论？中医情志理论今后将如何发展？回答上述问题并由此锻炼你的理论思维和理论创造能力，是本章的任务和目的。

第一节 理论与假说

探讨并论述中医情志理论之前，有必要了解有关理论的基本概念和发展规律，为客观理性地认识中医情志理论自身提供一参照系。

一、理论的概念、特征与功能

（一）理论的概念

理论，在科学语境中指科学理论，是国际学术界惯用的简称。科学理论，是获得重复检验支持的系统化的科学假说，是对现实世界现象的系统解释，由概念、命题、原理及其逻辑论证组成的知识体系。

医学理论的概念：狭义医学理论，指 19 世纪中后期路易斯·巴斯德发现细菌以来的现代医学科学的理论。初步定义：关于疾病的原因、诊断与防治机制的科学假说及其系统解释的知识体系。

中医学，起源于古代中国，是以整体观和辨证论治为特点的传统医学。中医情志学，是研究情志在生命活动和疾病过程中的作用及其规律的一门新兴学科。它是在深入挖掘传统七情学说基础上，依据大量当今社会环境下情志与疾病和健康关系的现代研究，并与国内外情绪研究新进展、新认识融汇而创建的理论与临床实践相结合的学科。中医情志学具有基础理论与临床应用的双重性质，是中医学的一个新分支，也是在情志领域的新发展。

（二）理论的特征

已经建立起来的理论主要具备以下特征：

1.“科学假说”的本质特征

这一特征表明科学理论必须经受科学检验，而且符合波普尔“科学理论的检验不能被证实，只能被证伪”的论断；符合科学理论不断发展更新的特征。

2.“系统解释”与“逻辑论证”的鉴别

可与其他理论（如人文理论等）相区别。有关该鉴别特征的论述，可参考任定成“科学理论的发展”、林定夷“科学理论的结构”。

由此得知：科学理论就是具有特定条件的科学假说、系统解释和知识体系，并由其特定条件，与假说和解释及知识的概念相区别。

（三）理论的功能

理论的功能，国外文献也称为理论的作用。理论的功能为：解释日趋深刻，预测朝向精准。

1. 解释功能

理论的解释，又称为说明，英文均为“Explanation”。理论的解释包含三要素，代表着解释的 3 种水平：①解释其说明的现象是什么。②说明该现象为什么会产生，即原因何在。③如何产生，即产生现象的机制是怎样的。国外学者弗兰克斯将其称为理论解释由浅入深的 3 种水平。

当前理论的解释日趋深刻，主要表现为理论的解释在第 2 和第 3 种水平的进展上面。近年《科学》和《自然》杂志发表的有关“阿尔茨海默病”的研究述评，代表了当今医学科学理论解释日趋深刻的最新水平。具体可参约翰·哈迪等“阿尔茨海默病的淀粉样蛋白假说”，艾瑞克·卡伦等“阿尔茨海默病的淀粉样蛋白折叠假说”。

2. 预测功能

理论的预测作用，指其具有预测到其所说明的现象尚未被发现的具有可检验性事实；预测到新发现可能具有的重要价值。科学发展史已表明科学理论预测引导科技进步的重大作用。与以往相比，当前理论的预测作用突出表现如下。

当前理论的预测日趋精确，主要表现为对尚未发现的事实和将要取得新发现的价值的预测更加精确和量化。昭示这一趋向的是新首创：精确医学。2015 年 1 月 30 日上午奥巴马在白宫东厅宣布了奥巴马版精准医学计划的具体内容："启动一个新的首创：精确医学。这将带给我们所有人保持自己和家人健康的个体化信息，能够选择适合的药物，以适合的剂量，应用于适合的患者"。3 个"适合"，尤为精确。

以上足以证明：当今理论解释日趋深刻，理论预测朝向精准。

二、假说的概念、建立和发展

（一）假说的概念

假说，英文"hypothesis"，是指按照某种预先设定，对某种现象给出的假设及其解释。例如，天阴就要下雨，就是人们通过日常生活经验观察得出的假说。此类假说，可称之为日常经验假说。

科学假说，是指为了解决一定的科学问题，人们根据已知的科学事实和科学原理，对所研究的问题及相关现象作出假定性的说明；以及对尚未发现的事物现象做出前瞻性预见和推测。由此可知，"基于科学理论"以及"假定性说明和前瞻性预见"是科学假说必备的三大特征。

（二）假说的特点

假说主要有两个特点，即推测性与科学性。

1. 假说的推测性

是指假说是对未知的现象、规律的解释，是依据已知的知识、事实而推求出来的，具有一定的猜测性。

2. 假说的科学性

是指假说提出和推导是有一定科学依据的，是合乎逻辑的，并且以相对严密的知识体系呈现，不是凭空幻想和捏造的。

（三）假说的类型

依据假说所指对象、经受检验的程度及解释和预见能力，我们提出了更为简洁清晰且涵盖国内外不同假说的分类，即"问题假说"与"理论假说"两类。

1. "问题假说"是对假说初始阶段的概括

指针对某一科学问题进行研究而提出的科学假说。初始阶段、基本假定、解释和预见能力有限是该类假说的主要特征。

2. "理论假说"是对假说形成并向理论转化阶段的概括

指通过科学理论论证并经受经验检验，已发展成较为成熟的系统知识的假说。发展完成阶段、假设经受经验检验、较强解释预见功能、成为科学理论的先声是该类假说的突出特征。

（四）假说的提出

了解假说的含义、特点及类型后，假说是如何提出的？作为科学理论发展的必由之路，理解假说的建立方法对认识、创建理论是非常必要的。不同的时代，不同的学科，建立假说的方法各不相同。远古时期（AD 世纪前），由于生产力水平低下、认识能力有限，以及科学探索手段不发达，朴素整体直观观察（用感官直接观察、感受）是认识世界的基本手段。

（五）假说向理论的转化

理论是科学研究的最高成果，又是新研究的起点与理论指导。假说提出后的发展目标就是向理论转化，最终取得理论形态。因此，可以说假说是手段，理论是目的。要实现这个转化需要实践的检验和逻辑上的理论论证。

1. 假说的实践检验

科学假说中所得结论必须接受科学生产实践的检验，这是假说的“可检验性原则”。如果一个假说无法接受检验，就不能确定其真理性，这样的“假说”就不能称其为科学假说。例如近年中国流行一时的地球上有“高级生命”存在，人体特异功能能使“时间停滞”等均属此类，没有任何科学意义。

2. 假说的理论论证

是指依据已有科学理论和事实，通过符合逻辑的推理来证明假说结论是否正确。它是假说向理论转化不可或缺的步骤，常与实践检验结合进行。归纳推理与逻辑推理两种方法需结合运用，并需得到相关学科科学理论的支持，与整个科学理论相协调。中医藏象经络学说呈现类似情形，它的原理尚未得到现代科学、医学理论的说明，临床检验与相应的实验研究亦已进行，但缺乏相关深层理论的说明，其理论的科学性尚不能成立。这说明理论的论证是重要的，有时甚至是长时期的。

3. 假说转化成理论

科学假说经过检验、论证，并且符合以下条件，就能转化为科学理论：假说的基本观点得到充分证实。如达尔文的生物进化论当初是以假说形式提出的，随着科学发展，新发现的大量古生物化石显示出生物进化历程及进化环节，使生物进化的观点得到证实，科学的解释假说转化成科学理论，假说的预见得到证实。

三、理论与假说的区别和联系

理论与假说的区别和联系（图 4-1）。

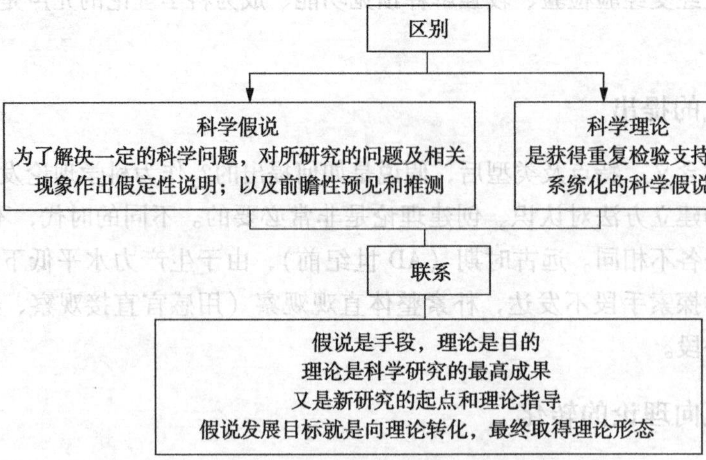
区别
科学假说
为了解决一定的科学问题，对所研究的问题及相关
现象作出假定性说明；以及前瞻性预见和推测
科学理论
是获得重复检验支持的
系统化的科学假说
联系
假说是手段，理论是目的
理论是科学研究的最高成果
又是新研究的起点和理论指导
假说发展目标就是向理论转化，最终取得理论形态

图 4-1　理论与假说的区别和联系

第二节　情志理论新假说

情志新假说是指依据对情志活动及其致病特点研究的第一手资料及其所发现的科学事实，对情志活动及其致病规律提出新的假定性说明；并且应具备推测性和科学性两个特点。

一、肝主调控情志论假说

（一）假说内涵

肝主情志论旨在说明肝脏在五脏与情志相关关系中居于核心地位。肝是情志活动的调控中枢，具有调节控制情志活动，使机体做出适度情志反应，保持心情舒畅的作用。

（二）假说建立的相关依据

1. 支撑该假说的证据

（1）中医学有关论述与记载

如前所述，情志具有巨大的复杂性，通常状况下，人们体验到的是多种情绪组合并存的情况。因而将七情机械地分属于五脏与生活实际相脱节，不符合人的真实情绪状态。由于多种情绪并存，因而不可能再分属各脏，而多种情绪当由一脏所主。其实这也隐含了《内经》及其他著名医家论述中的一个基本观念。

（2）脏腑证候佐证

脏腑证候是脏腑功能失常的直接表现，是脏腑功能的有力佐证。如同中医病因学中“辨证求因”，藏象学说则源于“脾者，善者不可见，恶者可见也”，有关脏腑功能的认识多来自证候辨识。由证候辨证可更为深刻的理解五脏功能，由此认识肝在情志活动中的主导地位及作用。

2. 与假说相关理论依据

（1）情志与气血

情志与气血有着直接关系，气血是情志活动的物质基础，正常的情志活动依赖于气血协调及运行通畅。张景岳阐发曰："五气者，五脏之气也，由五气以生五志。"五脏之气乃由人身之气运行五脏而形成。"脏腑有形"，位置固定；气无形，"出入脏腑，流布经络"，周流全身。五气生五志，情志与气直接相关。"气与血，两相维附"，气血的关系十分密切，气行则血行。情志活动又依赖气血运行，故气血与情志活动直接相关。

（2）情志与肝脏

情志活动与气直接相关。然而五脏皆有气，是否可以认为五脏在情志活动中均有相同的重要性？答案并非尽然。第一，气虽有各种名称，但"人之所有者，血与气耳"。与血相对应，人身只有一气，张珍玉教授概括为"气血之气"。它出入脏腑，流布经络，表现为升降出入的运动则曰气机，而调畅气机者，肝也，气机调畅，进而相应地调节各脏腑器官的功能活动。其他脏腑相对而言则各司其职。如肺气宣肃，主持诸气与呼吸运动；脾气化谷散精，主饮食运化；肾主封藏，主生殖发育。而肝主疏泄，调畅气机，"涉及体内各组织器官生理活动，调节和控制机体新陈代谢"，故在气机调畅与气机代谢方面肝脏占有特殊地位。

（3）情志引起与肝的关系

概括中医有关认识可作如下表述：情志引起有两大来源。一为外界环境的刺激；二为机体内在脏腑气血功能活动的变化。机体内外刺激信息经由肝调达的气机传送至心，心神"任物"对内外刺激分析评价从而产生情绪体验，体验到的情绪经气机传至全身，从而产生身体外显的情志表情及体内相应的生理变化。

（4）各脏腑协调是情志活动正常的保证

"内脏对情绪是必需的"，健全的脏腑和协调的脏腑功能配合是保持情志活动正常的生理基础。气血系由脾、胃、肝、肾等脏腑相互配合共同作用而生成的，气血的运行及其功能的发挥亦有赖于诸脏腑功能的配合协调。如脏腑功能异常或受损，势必影响气血，进而波及情志而出现情志异常。故有"肝太过令人善怒，其不及则抑郁不乐"之论。各脏腑功能活动也对肝正常疏泄有促进和协调的作用。"肝全赖肾水以涵之，肺金清肃下降令以平之，中宫敦阜之土气以培之"，唯有其他脏腑功能的配合，肝脏才能正常发挥出调畅情志的功能。反之，他脏之病及肝亦可导致情志异常。

（5）心神（脑）"任物"对情志的认知评价

心脏对情志活动的产生和表达起着重大作用。心神任物，即对引起情志反应的内外刺激信息接收评价，确定其性质及对自身的意义，从而产生相应情绪体验和情志表现。杜甫名诗《闻官军收河南河北》："剑外忽传收蓟北，初闻涕泪满衣裳，却看妻子愁何在，漫卷诗书喜欲狂。"其闻盼望已久的官军收复失地的消息，心神认知出这一消息于国于家的重要意义，由此而产生悲喜交加、多情并存的情绪体验，并相应产生泪洒衣衫，视书似舞的表情及行为。

3. 假说建立的科学证据

（1）肝调畅情志的微观指标研究

近年有关"肝主疏泄"理论分析及临床疗效观察的报道较多，关于肝主疏泄微观机制的研究也呈上升趋势。乔明琦团队对肝失疏泄始发证候肝气逆、肝气郁进行了微观机制的研究，同时提出肝主疏泄与单胺类神经递质和性激素及其调节激素有关。

岳广欣等从现代信息控制系统理论角度探讨了肝主疏泄的生理学基础，提出了一系列假说：本能需求为肝主疏泄的核心，动机和情绪中枢大脑边缘系统为肝主疏泄的调控中枢；下丘脑-脑干-自主神经通路和交感-肾上腺髓质通路是其信息通路。

（2）情绪与杏仁核

杏仁核在情绪反应中的核心作用已被大多数情绪生理学者和情绪心理学者所认可。新近研究表明，杏仁核在接收情绪刺激信号中具有“双环路”，即：丘脑-杏仁核神经通路；丘脑-皮层-杏仁核神经通路。前者，称之为“捷径通路”；后者，称之为“绕行通路”。“捷径通路”可不经大脑皮层的认知评价，直接做出情绪反应。

联系肝为将军之官的中医论述可以推测，肝脏这一性质与杏仁核的情绪反应中枢的作用具有内在联系。

（3）情绪的自主神经机制

研究者们采取多变量分析方法，证实了不同情绪伴随不同自主神经活动模式的假说。以内容不同的影片为刺激来诱导情绪的研究发现，含暴力威胁和外科手术内容的电影使被试产生了不同的反应：前者使心率加快，后者则使心率减慢。同时，研究者探索了作为心率反应基础机制的自主神经活动模式，认为演示外科手术的电影引起了心率降低可能是副交感神经单独活动，也可能是两个分支共同活动而副交感神经活动占优势。

联系藏象学说，自主神经的功能及在情绪反应中的作用与肝脏关系更为密切。

（三）结论与意义

以上资料与论证表明：肝调节情志论旨在说明肝脏在五脏与情志相关关系中居于核心地位；肝是情志活动的调控中枢；肝具有调节控制情志活动、使机体做出适度情志反应及保持心情舒畅的作用。

提出“肝主调控情志论”假说，具有如下意义：①能更好的解释情志日常表现与情志异常变化。②为开展情志中枢调控机制的研究提供理论导向。③为有效干预情志病证提供理论依据。

二、“脑调控肝主疏泄调畅情志”科学假说

乔明琦团队对肝失疏泄始发证候肝气逆、肝气郁的微观机制进行了研究，早期提出了“肝主疏泄与单胺类神经递质和性激素及其调节激素有关”的假说。依据前期研究结果，提出以下假说：

（一）假说内涵

肝主疏泄可能是通过调节机体该类活性物质含量而发挥作用；其功能定位为脑中枢，尤其是下丘脑和边缘叶。目前，越来越多的学者也认同肝主疏泄的机制可能是通过中枢调控的假说。

（二）假说建立的相关依据

1. 影像学研究依据

国内初步找到了中医情志病证之一肝气郁结证与抑郁症相关脑区的功能定位信息，肝气郁结证有郁怒症等临床表现。肝气郁结证患者与正常人比较，其相关脑区多呈现葡萄糖代谢减低。这一结果提示“肝主疏泄”功能是以脑为核心的神经信息流调节机制的体现，“肝主疏泄”的调控中心在脑。国外亦有相关报道，2001 年 K Luan Phan 运用 PET 和血氧依赖性功能磁共振成像（BLOD-fMRI）方法研究情绪的功能性神经解剖综述中，把大脑分成 20 个不重叠的区域，发现不同脑区与不同的情感相关。Hristina Jovanovica 等应用 PET 技术检测了 5 名 PMS 严重类型（PMDD）患者和 5 名正常人的卵泡期和黄体期中缝背核变化，发现两者具有显著性差异（图 4-1）。

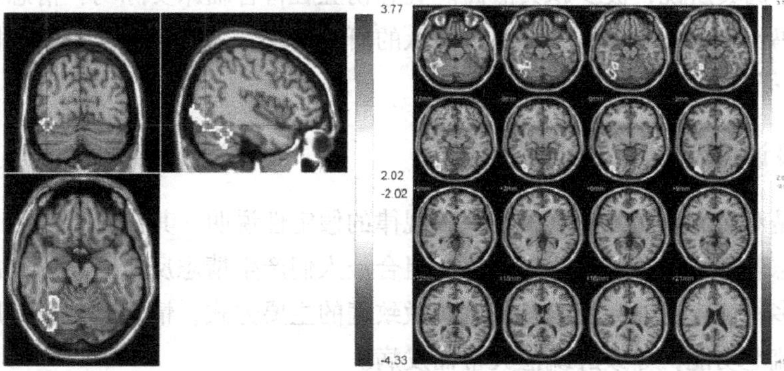

图 4-1　经前期综合征的相关脑区图——显示了在小脑区激活增强，在额叶部位激活减弱

2. 微观机制研究依据

目前，国内学者把研究目光聚焦到肝主疏泄调畅情志的微观机制的研究上。乔明琦团队利用已建立的正常猕猴与 PMS 肝气逆证模型猕猴脑组织正向、反向差减 cDNA 文库和表达谱基因芯片寻找差异表达基因。发现肝疏泄太过所致烦躁易怒等表现可能与下丘脑、边缘叶去甲肾上腺素（norepinephrine，NE）、多巴胺（dopamine，DA）、5-羟色胺（5-hydroxytryptamine，5-HT）水平上升密切相关。肝气郁证模型大鼠下丘脑中雌二醇（estradiol，E2）、DA、5-HT 水平显著升高（$P<0.05$ 或 $P<0.01$），NE 水平显著降低（$P<0.01$），且用药后均得到明显改善。严灿等认为肝主疏泄之“疏泄”，其中枢神经生物学机制在整体上与调节下丘脑-垂体-肾上腺轴有关，作用的脑区涉及下丘脑（包括不同核团）、海马、杏仁核、皮层等。

（三）假说的意义

1. 肝主疏泄调节情志脑中枢功能定位，是七情病因学理论创新亟待解决的核心问题。只有明确其调控机制的中枢功能定位，才有可能对其作用机制进行深入研究，进而说明肝主疏泄调节情志作用的中枢机制和外周途径。因此，开展肝主疏泄调节情志中枢功能定位及其作用机制研究，是七情病因学创新亟待解决的核心问题。

2. 揭示肝主疏泄调节情志脑中枢调控机制，为认识情绪心理学难点问题提供依据。

国内外对愤怒、抑郁各自的脑中枢不同脑区功能变化的研究已有若干报道，中医肝主疏泄理论认为愤怒、抑郁是肝疏泄失常的典型表现，并且两者联系密切，但其脑中枢功能变化对比研究未见报道，5-HT 作为 PMS 的关键指标得到公认，但 5-HT 在 PMS 肝气逆、肝气郁证患者不同脑区是如何代谢的，尚未见到报道。因此，探索并揭示肝主疏泄调节情志的中枢功能定位与 5-HT 的代谢途径，将为研究这一重要问题提供依据。

三、“多情交织共同致病，首先伤肝”假说

自《内经》提出“五志伤五脏”模式后，历经 2000 余年，陈陈相因，少有异议。时至今日，中医基础理论教材及有关文章仍沿袭此说，即使发现其与临床实际不符，也是多方辩解，圆其所说，极少越其藩篱。五志伤五脏符合临床实际吗？情志致病果真是五志伤五脏吗？依据前人资料和乔明琦团队的研究结果，提出“多情交织共同致病，首先伤肝”科学假说。

（一）假说内涵

该假说是对情志致病方式、损伤脏腑规律的假定性说明。其内涵要点为：一般情形下，形成情志刺激的社会事件是多因素的组合，人们产生情志反应时体验到的也是多种复杂情感，多种情志的冲突交织是情志刺激致病的主要方式，情志刺激影响脏腑功能首先伤及肝的疏泄功能，导致肝疏泄失常而发病。

（二）假说建立的相关依据

1. 中医文献分析

收集、统计书籍中与情志发病有关医案 230 例，结果（图 4-2）。

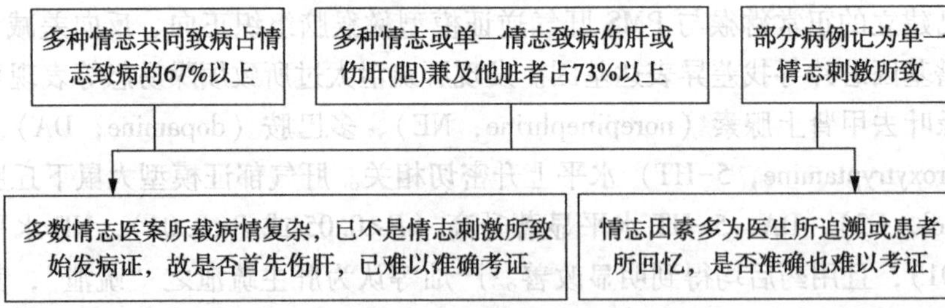

图 4-2　情志病证医案

可见，情志致病并非单一情志对应的“五志伤五脏”模式，还表现为抑郁悲伤、惊慌愤怒等非肝脏所主的多种情志伤及肝脏。这表明即使在古代封建社会条件下，情志致病也是多种情志共同致病，且以伤及肝脏为多。如何提出情志致病的新模式或曰假说？如果只抛弃旧范式，不建立新范式，就等于抛弃科学。而新假说的建立必须反映当今社会实际的科学事实，并且需要相应证据的支持。

2. 现代临床流行病学调研

在前期门诊情志病证病例病因回顾性调查中发现，很少有病例符合“五志伤五脏”模式，多数病例为多种情志交织在一起而共同为病。通过回顾性调研，采用流行病学分层抽样调查，前瞻性研究采用队列研究，结果如下（表4-1）。

表4-1　情志刺激致病方式及占比

情志刺激致病方式及占比	忿怒悔恨、郁怒怨屈是首要因素，分别占71%和79%
	心愿不遂而压抑不舒、忧思悲伤，分别占59%和49%
	未有单一情志刺激而致病者

由此证明，多种情志刺激交织组合、共同为病是当今社会条件下情志致病的基本方式。形成情志刺激的始发因素：情志刺激是由“社会事件”所引起，后者是前者的始发因素。

依据以上结果，结合医案研究的结论和相关学科的理论知识，经逻辑论证之后，提出了“多情交织共同致病，首先伤肝”的科学假说，丰富和发展了中医情志学及肝藏象理论。

3. 假说的论证

假说应遵循理性原则和可检验原则，同时应具有解释和预见功能。理性原则指假说本身需要更深层次的理论来解释，并同其他科学理论相符。中医理论认为，正常情况下肝调畅情志具有调节情绪反应、保持心情舒畅的作用。因此，在内伤发病情况下，情志刺激首先伤肝。中医学是生命科学门类下的中国医学，情志是中医学对情绪的特有称谓，现代情绪心理学和认知科学等是支撑中医基础理论的深层理论。其研究表明：情绪具有巨大的复杂性，人们日常体验到的情绪是多种情绪的组合，例如悲喜交集、抑郁悲泣等无不反映了复杂多样的情绪体验，该类情绪反应过度则形成情志刺激而发病。可见，多情交织共同致病可得到深层理论的解释，并与其他科学理论相符。

可检验原则指假说能为已知科学事实所证明。上述不同时代情志病证的医案中，多种情志共同致病记录一致性的事实，以及流行病学调研几经重复的结果事实，均为该假说提供了科学事实的支持。解释和预见功能指假说应能说明用原有理论不能解释的新发现的科学事实，预见当前未知的新事实或现象的存在。首先，原有的“五志伤五脏”模式不能说明历代医案和流行病学调查结果，本假说则能给出合理说明。其次，本假说预见随着研究的进展，将会有更多“多情交织共同致病，首先伤肝”的统计数据和临床病例出现。

（三）假说的科学意义

情志刺激作用于机体的方式和损伤脏腑的规律是中医七情学说的核心内容，是七情分属五脏模式的理论依据。因此，本假说具有引发理论变革和引导有效实践的双重意义。理论上，提出多种情志交织组合致病的新命题，揭示了情志致病损伤脏腑首先伤肝的致病规律，对原有的七情分属五脏命题提出挑战。这触动了七情学说的核心内容，如果该假说得到进一步验证，必将引发理论上多层面的探讨和七情学说的变革。实践上，将提示人们关注情志刺激的真实方式，引导人们把握情志损伤脏腑的重点所在，为有效防治情志始发病证提供新的理论导向。

第三节 中医情志学理论框架

传统的七情学说蕴含着中医学对情志与健康，尤其与疾病关系的深刻认识和有效防治经验。但它本身带有的先天性缺陷使其无法满足时代要求和发挥应有的作用。七情学说形成于两千多年前的封建社会，它有关情志与疾病关系的认识、经验不能反映当今社会的变化，已难以适应时代的要求。七情学说理论薄弱，概念含混，缺乏对情志本质和情志生命价值的理论认识，无法满足时代对情志理论的需求。因此，七情学说需要从适应时代要求的蜕变中实现它自身的飞跃，重新构建情志理论新框架。从学科角度着眼，该理论框架应当展示出有关情志活动及其发展变化对健康和疾病的影响，以及情志病证防治等问题的理论认识的结构。

一、中医情志理论框架的内容

建构中医情志理论框架必须考虑到该学科面临的任务，以及要回答的基本问题，并能在研究领域中引导其随后的发展。按照这一原则，如下内容将构成其基本框架（图 4-3）。

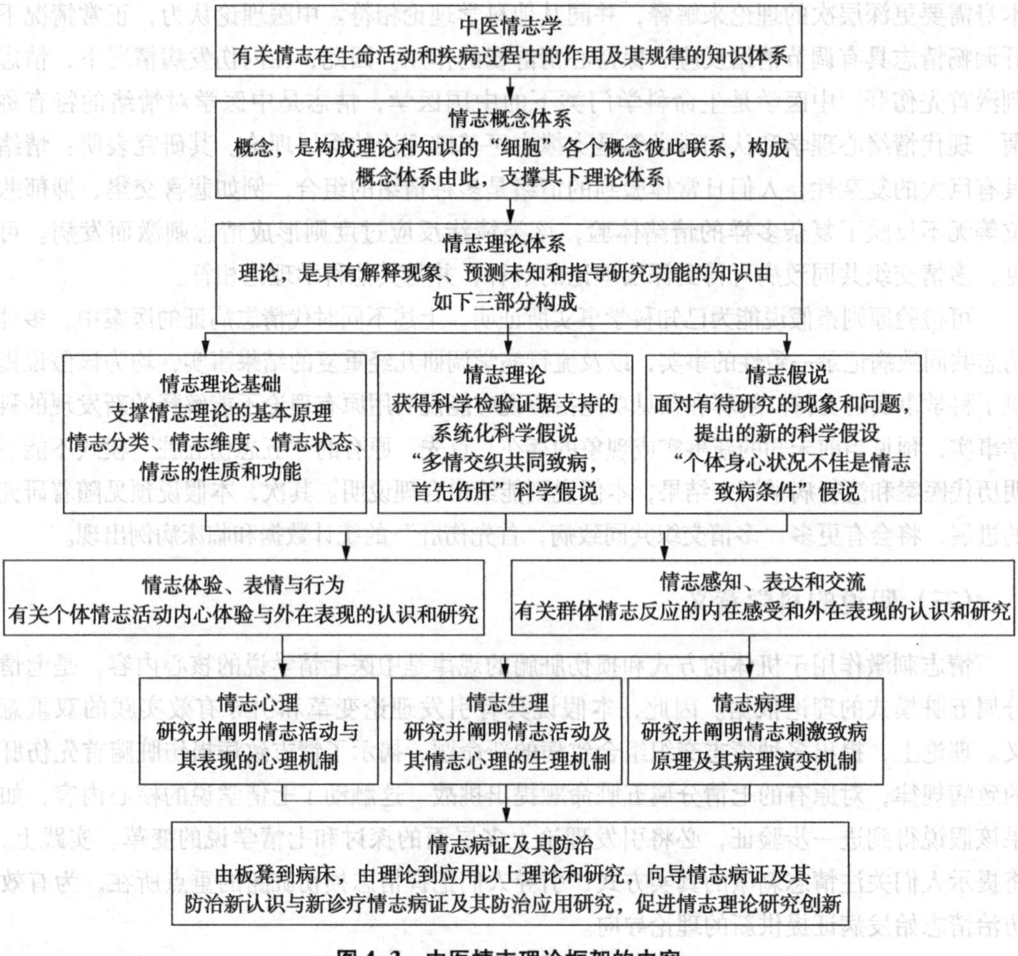

图 4-3 中医情志理论框架的内容

二、构建中医情志理论框架的论证

构建中医情志理论框架的论证，是对有关情志现象、事实在实际应用中得到验证甚至证伪。如我们提出的“情志是人际交往彼此关系的纽带”论点，就应在人们日常交往中得到证明，缺少正常情志反应者的人际交往受到障碍将给出反证。我们总结提出的“多情交织共同致病，首先伤肝”新假说，调肝重表情治则也应在临床情志证发病及治疗研究中得到验证和发展。我们无法赞同那种借助中医学概念，融生物、心理、社会、自然诸方面的医学认识于一体，而认为它不能设法接受现代科学医学验证的观点。坚信中医情志学的研究对象是人（包括高级动物）的情志活动，因而它的有关理论认识必须是能够检验的。

三、构建中医情志理论新框架的意义和必要性

（一）解释情志现象

对研究尤其是所观察到的现象做出解释，说明产生现象的原因、机理，是科学理论的首要功能。同时，也是人们探索未知、追求真理的体现。情志为何历来为人们所重视，而且获得越来越多的关注？人们为何对自己的情感，对自己和他人之间的感情日加珍重？为什么“让世界充满爱”这一口号传遍各地且深入人心？为什么连高新技术也要“结合深厚的情感因素”才能受到人们的欢迎？这一系列的问题向何处寻求答案？总结出情志作用的理论认识后才能够给出回答。情志是联结人们关系的纽带，是沟通人与人心灵的彩虹，是人类生命的色彩，同时它还是人们尊严的标志与体现。

（二）进一步丰富和发展情志理论

情志理论是对情志现象、规律的系统性说明。情志作用是情志规律的重要体现，是其理论的重要组成部分。以往缺乏这一方面的深入探讨，造成理论上的残缺。从理论上对情志做出新的概括，提出新的概念、认识，弥补理论空缺，使情志理论得以完整和系统化，彼此之间得到逻辑上的统一和说明。

（三）为情志研究提出新课题

情志的作用是情志理论应当回答的重要问题。以往研究少有对这一重要问题的正面探讨和回答，与此有关且为数不多的文章仅是依据《内经》及后世医家的有限论述而略作阐发，情志在当今社会条件下的作用及其表现未有涉及。我们对现实社会中情志在人们生活、交往及生命活动中的作用表现进行了观察，以及尝试性的理论概括，提出了情志八大作用。这一见解仅仅是初步的、粗略的，因为这仅是依据自然观察结合有关理论知识而提出的。以上概括是否准确，理论表述是否正确，尚有待于实践的检验。

总结与思考

本章对情志理论和假说及构建中医情志学理论框架进行了论述，其要点为：①提出了理论与假说。②梳理了情志理论的形成与发展。③对情志活动及其致病规律提出了新假说。④构建了中医情志学的理论框架。欲构建中医情志学的理论框架，首先要明白什么是情志理论；情志理论的新假说如何；我们先提出了理论和假说的相关概念，最后依据对情志活动及其致病特点研究第一手资料和所发现的科学事实，对情志活动及其致病规律提出了新假说。肝主调控情志论假说和多情交织共同致病首先伤肝假说，论述了假说的内涵和假说建立的依据，为下一步如何在我们提出的假说基础上探讨情志的相关内容打下了基础。

第五章　情志体验、表情与行为

内容提要

情志活动是一种涉及情志内心体验、情志表情以及伴随行为等三方面的复杂反应过程。情志发生、表达时，情志的感受是怎样为我们体验到的？表情是怎样表现出来的？伴随情志体验、表情以及相应行为变化又是怎样进行的？要全面、深刻地理解情志，必须对和情志密切相关的各心理侧面进行认识。

引言

就在本书写作中的一个晚上，已近午夜，电话铃突然响起。我有些迟疑：谁这么晚了还来电话？

“乔老师，是我！”压抑得几乎想哭的声音使我心头一沉。

“有事吗？”我关切地问。

“我心里很难受，想找你谈谈。”

次日下午，我见到她——一位研究情志病证的同事，在一家省级医院担任行政职务。她谈起近况：丈夫与她离婚，院内各种传言。院内调整职务，她被调到一个无足轻重的科室，职务不变。她开始变得激愤，“为了工作，我连家都丢了，可院里竟这样对待我?!”嘴角颤抖，眼泪流了下来。显然，这里内心的倾诉是情感的流淌、宣泄，她以及聆听者内心的感受、抑制不住的表情，均因其倾诉而发生。

这就是我们日常见到的、经历的情志活动。

第一节　情志体验

传统的“七情学说”“情志学说”几乎未涉及情志体验的概念及其认识。因此，需要借鉴有关情绪体验的研究资料，对情志体验的含义作出一个描述性的界定。

一、情志体验的概念

体验有两层含义：一是在实践中认识事物，例如亲身经历、体验生活、游戏体验等；二是体察，例如考察。

情志体验，是个体对其情志活动发生时带给个体心理影响的感知，是对情志性质的意识。情志体验具有复杂、难以用语言描述及表达的特点，而语言的表达可使复杂的、难以言明的感受变得简化、清晰和强烈。个体的情志体验与其以往的情志经验及相关知识有关（图5-1）。

首先，体验是指个体在主观经验中引起的感受。情志性质或曰属性，是指通常情况下各种情志所引起的心理感受。例如，爱与恨、喜欢与厌恶、悲伤与快乐，其情感的性质不同。

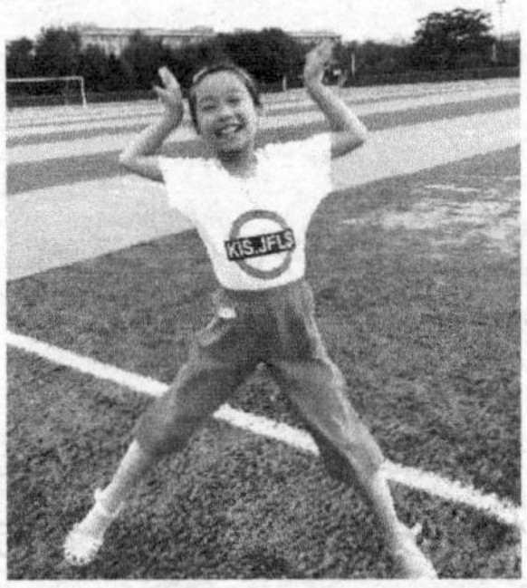

图5-1　开心快乐的情志体验——实现目标的快乐体验形于言表

其次，体验具有非理性、非思维的属于感性的特点。“感受到、知觉到、意识到”三个表示主观感性认识的动词已表明其特点，但其原因未能阐明。这是由情志、情绪的非理性性质和人们对情志的感知方式所决定的。情志、情绪是与认知平行的心理活动或曰过程，这已为心理科学所证实和公认。

再者，体验具有较强的个体主观性，某种情志引起何种体验与个体以往对该种情志的经验及相关知识有关。

最后，体验还与情志的强度有关，明显的情志活动，如情志的亢奋状态和特定状态等，能产生较为明显的情志体验。情志的一般状态及一般性的心境等，则产生较弱的情志体验或感受不出有何体验。

二、情志体验的性质

（一）情志体验具有恒定性

每种具体的情绪体验在主观上可感受到的色调，即情志的性质，这是恒定的，如快乐和悲伤、愤怒和恐惧，在色调上没有性别、年龄、民族的差异。体验的恒定性来源于人类进化的适应过程。只有这种具体感情体验色调具有恒定性，才能使与之相一致的表情成为向同种属成员传递不同信息的手段。感情体验的恒定性是使情绪、情感在人际间进行交流和产生感情共鸣的保证。

体验与表情在每种具体情绪上有固定不变的一致性，每种情绪的外显形式与内在体验形式间的联系是固定的。例如，愉快体验的特定主观色调与特定的表情模式协同产生，绝不因情境的变化而改变。人生来具有体验感情和表现相应情绪的能力，它们之间的这种对应联系是先天性的，是在种族进化过程中形成的固定模式。正是体验与表情的一致性保证了表情正确地反映感情体验的性质，并传递其适应意义。

随着人的认知能力、言语能力的发展和社会化，感情体验和情绪外显行为的固有联系变得复杂起来。鉴于表情活动是由脑支配骨骼肌系统的随意运动，在人们受社会文化、道德规范所制约的情况下，情绪的外显行为——表情则会有很大的人为性质。表情可以被修饰、夸大、掩盖、伪装，从而产生体验与表情的不一致性。因而，它们之间的不一致性具有后天习得的性质，是感情和认知相互作用的结果。

（二）情志体验是脑的感觉状态

情志体验是人脑的高级功能，是人类生存适应的第一心理工具。孟昭兰认为：从生物进化的观点看，动物适应性生存的趋避行为总要在脑内留下痕迹。从个体发展角度而言，情绪感受的知觉水平随年龄的增长而发展，并随着语言能力的获得而达到语词意识水平，也就产生了体验。所以从根本上说，情绪体验就是脑的感受状态。

先进的无损伤神经成像技术，如 EEG、fMRI 和 PET 等的使用，使人们揭示情志体验的生理机制或脑机制成为可能。已有研究表明，情绪的大脑机制主要是前额叶皮层和边缘系统，说明情绪与旧皮层和新皮层都有着广泛的联系。海马在情绪的背景调节中起着重要作用。情绪的大脑神经回路的形成与环境有密切的关系，表明情绪的中枢回路有可塑性。

国内关于情绪大脑机制的研究基本上处于空白。因此，在我国开展情绪脑机制方面的研究不仅是必要的，而且是迫切的，有关情绪中枢回路的研究在教育和临床上必将具有广阔的应用前景。

三、情志体验的功能

（一）对情绪的监测功能

生理学家普里布拉姆意识到情绪具有一种特殊的监测功能。情绪的监测功能首先在于监测情绪本身，情绪的监测功能导致情绪之间的相互影响。例如，痛苦被压抑可导致忧郁，愤怒与厌恶结合可产生敌意，痛苦的延续可转化为愤怒，凡此种种。

（二）对情绪调节的导向功能

情绪通过自主神经系统（autonomy nervous system，ANS）影响机体的生理过程，生理过程的变化又反过来加强（或抑制）情绪；情绪与认知间的相互作用是影响情绪系统的重要中介，情绪与认知、生理间的相互作用经常处于动态的过程之中。例如，被情绪所激活的器官、腺体活动，又反过来支持、延续或加强情绪本身。情绪促进认知加工和行为反应，认知和行为变化又反过来影响情绪，这时发生的情绪可能是对事件正确认识的反映，也可以是错误、歪曲认识的反映。

（三）对人行为的主导功能

这种主导性如果带来切合实际与切合自身情况的认识和情绪，就能导致良好适应的结果；但如果带来不切合实际和自身情况的认知并加重负性情绪反应，则能导致适应不良。情绪的过度激活、压抑和紧张，能够引起许多心身疾病和情志病证。

四、情志体验的代表性研究

情志体验的主观性质及个体化特点决定了其内心感受性。个体对自己的情志体验都能意识、感受到吗？人们是如何理解？通过何种途径、线索去了解他人的内心体验或曰他人的内心情感呢？情志体验的代表性研究（表5-1）。

表5-1 情志体验的代表性研究

代表人物	研究结论
詹姆士（James W）	身体的变化直接跟随着对现存事物的知觉而产生，当它们发生时，我们对这一变化的感觉，即是情绪
坎农（Cannon WB）	情绪体验、情绪反应的丘脑理论
	一是丘脑过程在情绪体验、情绪反应中的特殊重要性；二是体验是对情绪特殊性质的感受
约翰·华生（John Watson）	通过对儿童的观察提出了"恐惧、愤怒和爱这种词汇常引起对情绪本身的误解"的见解，对全面、准确把握情绪体验具有深远的影响和意义
阿诺德（Arnold）	所有的评价都有情感体验的成分（只有这种倾向很强烈时，才被称之为情绪）
	情绪体验来源于或曰离不开评价，而以往体验的记忆是评价的基础，现时的体验是过去评价的再现。可见，情绪的早期即由新生儿开始的经验，对其后的情绪体验评价具有基础性意义
曼德勒（Mandalay）	情绪包含着三个组成部分，即唤醒、认知解释和意识
	认知解释引起唤醒的知觉→唤醒的知觉导致情绪体验→情绪体验导致知觉和对体验的评价
伊扎德（Izard）	情绪包含三个相互关联的组成部分，即神经活动、面部-姿势活动和主观体验
	面部表情的反馈比起单独的记忆想象来，将引起下丘脑活动的提高和相应的更强烈的情绪体验。体验到的情绪是更精确的和更完整的
汤姆金斯（Tomkins）	先天决定的下丘脑程序引起有组织的情绪面部表情模式，这种模式也广泛地出现在内脏、内分泌系统，甚至生理反应之中
戴维茨（Davitz）	情绪确实与人体验到的事件有关，情绪语言反映了体验，但也直接受到语言学的影响
	情绪体验是情绪活动中不可缺少的组成部分，是远远超出一般情志研究工作者想象的情绪活动复杂过程中的一个环节，它需要多环路的反馈和多方面的经验、认知的参与。大脑皮层的联合区域、个体的认知评价和意识是情绪体验产生必不可少的条件

五、中医情志学对情志体验的研究、问题及设想

（一）情志体验研究的意义

在传统中医七情学说、五志五脏等理论中均未将情志体验从情志中分化出来。近年情志理论的发展亦未对情志体验进行系统研究。我们认为，情志体验的研究对于深化发

展中医情志学是非常有必要的。开展此项研究必须借鉴现代情绪体验研究的经验、方法及理论。

（二）情志体验研究的例证

乔明琦团队以典型的情志病证“肝气逆证、肝气郁证”为切入点，开展了情志体验的研究。利用前期工作中掌握的引发两证的主要情志刺激种类，设计描述主要情志体验的形容词选择表。对诊断明确、确定为两证的患者，要求其按表选择反映其情志体验的条目，共收集280余例完整资料，统计结果显示：问诊时自述为“急躁易怒、心烦发火”与“情绪低落、郁郁寡欢”情志症状者，其内心体验为愤恨、生气、冤屈、悔恨、失去兴趣、自我感觉不行等。此外，对情志体验重视，或曰感受深刻者，其临床症状更为明显，治疗效果较为缓慢。这表明情志表现或曰对情志症状的描述，与患者体验并非一致；体验比描述更为复杂、多样。患者的体验对其心理影响更大、更为沉重。同样让正常对照组依据其以往经历“急躁易怒”“情绪低落”的体验用表中条目作答，结果显示正常对照者的体验比肝气逆证和肝气郁证患者的体验条目少得多，程度也相对较轻。这表明即使对同样名称的情志，肝气逆证和肝气郁证患者与正常对照者对其体验在程度及多样性方面也是不一样的。这显示出情志体验研究在情志病证中具有特殊意义。

（三）问题与设想

中医学情志体验研究取得了初步效果，但存在着明显的缺陷与不足，如形容词表编制缺乏可信度和效度检验，实验方法粗疏等。如何进一步开展该项工作？我们提出如下思路：①由于情绪体验具有主观性、内心感受性和猜测性，每个个体对其自身的内心感受性有不同的描述，规范语言描述用语，区分不同的情绪体验是进行情绪体验研究的基础。②中医学认为，肝主疏泄，调畅情志，情志主要与肝有关系；而西医学认为情绪体验是脑的感觉状态。因此，以中医学“肝气逆证、肝气郁证”为切入点开展情绪体验脑内微观机制的研究，将进一步揭示情绪体验的物质基础及其生理病理机制。

第二节 情志表情

表情在人们的情感体验中占有重要地位，那么，表情是什么？是怎样产生的？有哪些实际内容？表情与体验关系是怎样的？对生命活动、健康和疾病有哪些影响？中医学对以上问题是怎样认识的？对这 系列问题如何做出中医情志学的概括？这些是本节将要探讨、研究和回答的问题。

一、表情的概念及相关问题

表情是表达情感状态的身体各部分的动作变化模式。表情动作是一种独具特色的情绪语言，它以有形的方式体现出感情的内在体验，成为人际间感情交流和相互理解的工具之一，也是了解感情主观体验的客观指标之一。表情包括面部表情、姿态表情和声调表情（图 5-2）。

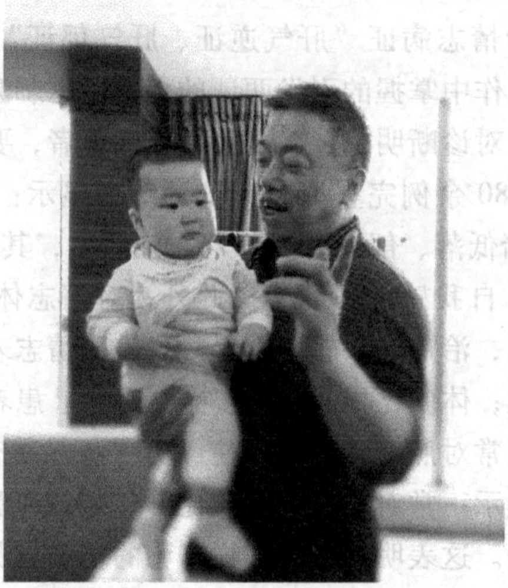

图 5-2 表情，无言的交流与反应——
婴儿面部和姿态表情展示情志交流

姿态表情和声调表情都不具有标定特定情绪的特异模式，唯独面部表情所携带的情绪信息具有特异性。因此，面部表情在情绪的通讯交流中起主导作用，姿态和声调表情则是表情的辅助形式。表情是情绪所特有的外显表现，在多数情况下是一致的。但是表情与内心体验也存在不一致的情况。

二、表情的分类

目前一般将表情分为面部表情、语声表情和姿态表情。

（一）面部表情

面部表情是额眉、鼻颊、口唇等全部颜面肌肉变化所组成的模式。早在中国古代传统文化与中医学中就有关于面部表情的记载，限于时代的局限性，其描述多停留于现象层面上。近代国内外学者借助于现代科学技术，对面部表情进行了深入研究。

1. 中医学对面部表情的认识与论述

在中医古籍中存在着大量关于面部表情的论述（表 5-2）。中医学对面部表情的描述与认识是一笔宝贵的财富，但尚缺乏细微观察及产生机制的深入研究，无法揭示表情产生与变化的根本原因。因此，需要借助于现代科学对其进行深入研究。

表 5-2　中医古籍有关面部表情的论述

关于面部表情的论述	出处
是以人有德也，则气和于目，有亡，忧知于色，是以悲哀则气下	《素问·解精微论》
夫泣不出者，哭不悲也。不泣者，神不慈也，神不慈则志不悲	
其志以摇悲，是以涕泣俱出而横行	
夫怯士之不忍痛者，见难与痛，面转目盼，恐不能言，失气惊悸，颜色变化，乍死乍生	《灵枢·论勇》
大宫之人，比于左足阳明，阳明之上婉婉然	《灵枢·阴阳二十五人》
质判之人，比于左手太阳，太阳之下支支颐颐然	
太阳之人，其状轩轩储储	《灵枢·通天》
假令得肺脉，其外证……悲愁不乐，欲哭……有是者肺也	《难经·十六难》
仰首者，病在阳，俯首者，其病在阴。蹙其额者，头痛；皱其眉者，心忧	《望诊遵经·变色望法相参》

2. 有关面部表情的现代研究

近年有学者构建了基于颜色空间的猕猴面部肤色模型，并实现了面部器官的精确定位，使用数学形态学、主动轮廓模型等方法，提取了面部区域眼睛的精确信息，利用阈值法对猕猴图片做了愤怒、郁怒情绪判别（图 5-3）。该研究表明，眼睛是识别情绪的关键部位，眼神与情绪具有特异关系。其研究内容具有重要价值，因此，也更值得开展该方面的研究。

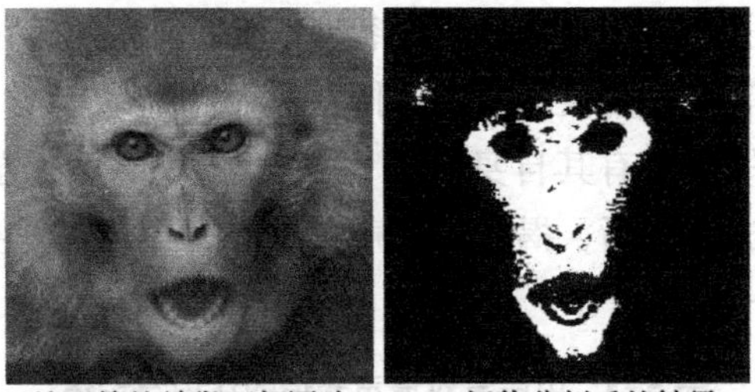

处理前的猕猴面部图片　　阈值分割后的结果

图 5-3　面部表情识别技术——猕猴表情模式识别，提高对面部表情的判断

检索国外研究资料，尚未见到有关眼神的专门研究，仅有部分研究发现，精神情感障碍患者存在眼睛运动失常的表现。Heremans 等长期研究发现，瞳孔的收缩与放大，既与光线刺激的强弱有关，也与心理活动机制有关，而且瞳孔的变化是无法自觉地、有意识地加以控制的，这提示瞳孔必然会反映内在心理活动。基于眼睛特征的研究在医学、航空、军事、交通等领域具有广泛的应用价值，国外许多大学、科研院所都设立了专门的研究开发小组。Morimoto 等通过红外光源激励从采集到的视频数据流中探测瞳孔的变化，从而检测眼睛。Kohir 等提出了基于三维可变形模板的眼睛特征提取算法。Reindersm 等采用神经网络和眼睛的微特性来定位人眼特征。Wang 等利用支持向量机的方法得到了人眼位置。

达尔文于 1872 年发表了《人类和动物的表情》，这是研究人的表情的第一本专著。达尔文认为，表情是动物和人类进化过程中适应性动作的遗迹，人的表情和动作具有先天性和世界性两大特点。1971 年 Ekman 和 Friesen 研究了 6 种基本表情，即高兴、悲伤、惊讶、恐惧、愤怒和厌恶，并系统地建立了拥有上千幅不同人脸表情的图像库。Ekman 在 20 世纪 70 年代末先后创立了“面部表情编码技术（facial affect scoring technique，FAST）”和“FACS”。伊扎德在 1979 年同时提出“最大限度辨别 FACS”和“表情辨别整体判断系统”，提高了面部表情判断的准确性。

以上表明，表情是一项非常重要且亟待开展研究的课题，它是人际情感交流的方式，是人类最为珍惜的情感世界的直接表达，其对人体健康和疾病的影响毋庸置疑。

（二）语声表情

1. 语声表情的概念

语声表情又称言语表情，如曹日昌主编的《普通心理学》即如此称呼；也称为声音表情，如《情绪心理学》中均使用该名称。声音与其所发出的言语（内容）紧密联系在一起，有关研究也是围绕两者进行的。因此，称为语声表情对其所表达的内容可能更为适宜。语声表情是人及高等动物表达情感、情绪的一种方式和手段，是由声音所表达出的情绪，是通过声音、声调、语气等变化而表达出不同情感、态度及内心感受。因此，声音、声调、语气及节奏是构成语声表情的主要因素。

依据语声表情与言语内容的联系，可将其分为不同言语内容的语声表情和同一言语内容的不同语声表情。前者是指各种言语内容所表达的表情色彩；后者则指同一言语内容因语调、语气、节奏等变化而表达出的不同情感。

中医学对语声表情的认识有其自身特点，充分利用语声表情对人体的强弱、虚实、病变机制、病变部位等进行判断，揭示了语声表情在医学上的重要作用，给现代临床带来了巨大的启示（表 5-3）。

表 5-3　中医学对语声表情的认识与论述

关于语声表情的认识与论述	出处
肝……在音为角，在声为呼……在志为怒；心……在音为徵，在声为笑……在志为喜；脾……在音为宫，在声为歌……在志为思；肺……在音为商，在声为哭……在志为忧；肾……在音为羽，在声为呻……在志为恐	《素问·阴阳应象大论》
言而微，终日乃复言者，此夺气也	《素问·脉要精微论》
声如从室中言，是中气之湿也	
病人语声寂然喜惊呼者，骨节间病，语声喑喑然不彻者，心膈间病，语声啾啾然细而长者，头中病	《金匮要略》

续表

关于语声表情的认识与论述	出处
实则谵语，虚则郑声	《伤寒论·阳明篇》
声由气发，气实则声壮，气虚则声怯，故欲察气之虚实者，莫先乎声音。凡脏实则声弘，脏虚则声怯……声音之标在心肺，而声音之本则在肾	《景岳全书》

2. 有关语声表情的现代研究

情绪语声表情的研究方法有三种：①要求被试者在背诵字母的同时表现出各种情绪。②要求被试者对相同的少量中性句子以不同的方式、表情去表达。③借助电子过滤技术记录言语。

近年来，越来越多的学者开始关注语声表情对生理变化的影响。在研究手段和技术上，语声表情的研究主要为选择适宜的、能够表达不同情绪、情感的文字材料，对这些材料进行朗读、背诵，主要包括无言语内容的字母和情绪上是中性的语句，对其语声表达录音，或用电子过滤技术录音。贝尔达彻的“标准化材料”及其研究方法值得借鉴。在研究内容上，应包括对语声表情进行识别的判断者的人格因素、情绪敏感性及识别他人语声表情的能力和识别自己语声表情的能力，面部和语声表情在识别上的差异，情境与情绪识别的关系，语声表情伴随的生理变化等。

盲人对语声表情识别、判断能力的试验及其理论推测是富有启发意义的。语声表情产生的微观机制有待深入研究。

（三）身姿表情

身姿表情是以人的身体姿态、动作变化来表达情绪。如高兴时手舞足蹈，悲痛时捶胸顿足，成功时趾高气扬，失败时垂头丧气，紧张时坐立不安，献媚时卑躬屈膝等。身姿表情也具有先天性，不具有跨文化性，但受到不同文化的影响。

美国著名社会学家戴维·埃弗龙教授对人类的手势作了长期的调查研究，写下了《手势·种族和文化》一书。他认为在某种程度上，决定身体动作方式的是社会心理因素，而不是生理遗传因素。在不同的文化中，同一手势所代表的含义可能截然相反。生活中的现实事例证明，埃弗龙的结论是正确的。如大多数民族都以摇头表示反对、不同意，以点头表示赞同，但保加利亚人却相反，摇头表示同意，点头表示反对。如竖起大拇指在许多文化中是表示夸奖的意思，但在希腊却有侮辱他人的意思。手势表情具有丰富的内涵，但隐蔽性也最小。弗洛伊德曾描述过手势表情：“凡人皆无法隐瞒私情，尽管他的嘴可以保持缄默，但他的手指却会多嘴多舌。”

三、表情的意义与研究中的问题

以上表明，情志表情是一个非常重要且亟待研究的问题。其重要性在于它是人际情感交流的方式，是人类最为珍惜的情感世界的直接表达，其对人体健康和疾病的影响毋庸置疑。问题在于怎样在发掘和整理中医学已有论述的基础上，发挥中医“以象测脏”方法之长，借鉴现代相关研究方法和手段，开展情志面部、语声及身姿三类表情的基础和临床研究，以提供理论导向和临床指导。

第三节　情志行为

什么是情志或曰情绪行为？在讨论这一中医学有所论述及情绪心理学、医学心理学认识不一的概念之前，首先来看下面的典型例证。

中华家庭教育网报道：北京十岁孩子在校表现差，家长将小孩打死。

陶某回到家，见儿子正坐在电脑前打游戏。“功课做完了吗？”陶某问儿子。儿子随口答道：“写完了。”在陶某的追问下，小陶才承认作业没写，加上老师向他反映小陶偷拿别人的东西、与同学打架等诸多劣迹，不由得怒火中烧。他拽过儿子，脱掉他的裤子，用铝制的墩布杆，对着小陶的屁股和大腿上猛打下去，一直到累得打不动了才停下手来。儿子不久开始大口喘气，不省人事，陶某赶忙将儿子送进医院。到医院时，儿子已经停止了呼吸。经鉴定：小陶因创伤失血性休克死亡。

父亲过于愤怒而丧失理智，失控打死自己的孩子，当他清醒过来后，所有的悔恨都已无法挽回铸成的大错，类似的事情在生活中屡见不鲜。

为什么过度高涨和低落的情绪能使人失控，做出各种极端的、非理性的行为？情绪在多大程度上对行为进行支配？行为对情绪又有何影响？如何控制情绪行为？本节将探讨这一系列的问题。

一、情志行为的概念及其定义

为准确理解情志行为的概念，首先要了解行为的概念。行为，是有机体在各种内外部刺激影响下产生的活动。那么，情志行为是什么呢？

（一）情志行为的概念

情志行为是指个体情志反应中表现于外的举止和行动。

该定义要点有二：一是指明它属于情志反应的内容之一，与情志这一抽象概念的定义相一致；二是显示其具有的举止和行动的特征，与情志身姿表情相区别。身姿表情与情志行为都有身体动作的变化，但举止行动却是后者所特有。这一定义有利于概念的统一和对实际研究的具体应用。

二、情绪与行为的关系及相关研究

情绪和行为的关系如何？美国心理学家利珀 1973 年给出情绪的定义：“情绪是一种具有动机和知觉的积极力量，它组织、维持和指导行为。”通过这个定义我们可以认为，行为是情绪的结果，情绪是我们去做某些行为的推动力。那么，是不是所有的情绪都会导致行为的发生？显然不是。只有当情绪达到一定强度时，才会引起一定的行为，而且存在非常明显的个体差异。

行为对情绪有无影响？答案是肯定的。如常见的睡眠前由于无法入睡而焦虑，假设睡眠时得到了充分的休息，则醒后伴随而来的是一种满足的欣快感，但如果睡眠不好，醒后由于疲劳、困倦，又会产生沮丧甚至是悲伤的情绪。

情绪是一种心理现象，具有内在性。内在的情绪要通过外部形态表现出来，这就是行为。反过来，每一种外部的行为，也必然存在一种内在的情绪。例如一位父亲在工作中遭遇打击后，回到家对孩子进行呵斥，摔门砸东西。呵斥、摔门等都是一种外部表现，是行为。由此可见，行为是外显的，是可以观察到的，是情绪的外在表现。情绪则是行为的内在因素，是行为的动力，可以通过一个人的行为判断他的情绪，反过来也可以通过他的情绪状态推断他的行为。

具体来说，情绪与行为主要有以下联系：

1. 情绪对行为的组织作用

人们的行为常被当时的情绪所支配。当人处在积极、乐观的情绪状态时，倾向于注意事物美好的一面，态度和善，乐于助人；而消极情绪状态则使人产生悲观意识，失去希望与渴求，也更易产生攻击性。

2. 情绪对行为的动机作用

情绪构成一个基本的动机系统，为人类的各种活动提供动机。情绪的这一动机功能既体现在生理活动中，也体现在人的认识活动中。

一般来说，生理内驱力（drive）是激活有机体行为的动力，但是情绪的作用则在于能够放大内驱力的信号，从而更强有力地激发行动。例如，人在缺水或缺氧的情况下，血液成分发生变化，产生补充水分或氧气的生理需要。但是这种生理驱力本身并没有足够的力量去驱策行动，而这时产生的恐慌感和急迫感起着放大和增强内驱力信号的作用，并与之合并成为驱策人行动的强大动机。

3. 行为对情绪的影响

从行为角度对情绪进行研究，把情绪看作是一种反应。Amsel 在 1952 年提出，痛苦是对有害刺激的反应，焦虑是一种条件性痛苦的反应。Hammond 于 1970 年提出快乐或痛苦都是从习得和非习得的刺激的结合中产生的。此类研究倾向于将行为看作是情绪产生的原因，而且其研究方法具有可操作性，如对情绪性疾病的治疗可以采用行为疗法。其不足之处在于，情绪的产生是复杂的，有多方面的原因，行为与情绪的产生之间并非单一的因果关系。

三、与情志密切相关的不良行为

与情志密切相关的不良行为可简称为情志不良行为，系指伴随情志活动表现出的对个体健康带来不良影响且容易引发或诱发疾病的一类行为。

1. A 型行为

A 型行为特征是美国心血管疾病专家 M. Friedman 和 R. H. Roseman 于 20 世纪 50 年代首次提出的概念。A 型行为的人喜欢竞争、权力和受人瞩目，其主要特征有：过分的抱负、固执、时间紧迫感、生活节奏快、忙碌紧张、好冲动、富有激情、容易愤怒、激动和焦虑、具有攻击性等。A型行为类型并不是一种单一的心理素质和行为表现方式，而是包含了以人格为基础的行为，是性格和情感元素的一个复合因素群或行为群。A型行为的情绪特征是急躁易怒。

具有A型行为模式的人由于一系列的紧张积累，极易导致心血管病，甚至可随时发生心肌梗死而猝死。有统计表明，85%的心血管疾病与A型行为有关。同样，有关研究也表明，A型性格与冠心病的发生密切相关，在心脏病患者中A型性格占比高达98%。尸体解剖检验证明，A型性格的人患心脏冠状动脉硬化的数量要比B型性格的人高5倍。其他如糖尿病、溃疡病的发病率都高于其他类型的人。

2. C型行为

Temoshok 1977年首次提出癌症病人的C型行为模式概念，当时称C型人格特征。“C”系取癌（cancer）的第一个字母，所以C型行为模式即癌症行为模式。C型行为的特征为：性格克制、压抑、忍让、谦虚、焦虑、抑郁、好压抑各种负性情绪，特别是压抑愤怒，好生闷气，尽量回避各种冲突；过分依从社会，与别人过分合作，原谅一些不该原谅的行为，对别人过分耐心，屈从于权威；生活和工作中没有主意和目标，不确定性多，有孤独感或失助感。C型行为的情绪特征是压抑郁怒。

对于C型行为与癌症关系的研究，已经从神经、内分泌、免疫的细胞水平，深入进展到遗传基因的分子水平。C型行为造成的心理、生理反应可以从分子水平上引起细胞DNA自然修复功能的减退，促成原癌基因向癌基因转化；同时，C型行为通过神经-内分泌系统的功能改变，使机体免疫系统的功能下降，致使失去彻底清除癌变细胞的能力，最终导致癌症发病。除此之外，C型行为和皮肤病、哮喘、溃疡病的关系也相当密切。

专栏三　中医学和心理学对情志行为的不同认识

1. 中医学有关情志行为的论述

表5-4　《内经》及后世医家对情志行为的论述

关于情志行为的论述	出处
将人分为太阳、少阳、阴阳和平、少阴、太阴等“五态人”，详细描述了每类人的行为特点	《灵枢·通天》
“春三月，夜卧早起，广步于庭，被发缓形，以使志生……夏三月，夜卧早起，无厌于日，使志无怒……秋三月，早卧早起，与鸡俱兴，使志安宁……冬三月，早卧晚起，必待日光，使志若伏若匿……”提出养生的方法应是顺应自然，调适四季起居，精神情志安宁	《素问·四气调神大论》

续表

关于情志行为的论述	出处
强调静养在治疗中的重要作用，其曰："其刺如毕，慎其大喜欲情于中。""刺毕，可静神七日，慎勿大怒，怒毕真气却散之。""刺毕，神经七日，勿大悲伤也，悲伤即肺动，而真气复散也。""刺毕，静神七日，勿大醉歌乐。"	《素问·刺法论》
卫德新之妻，旅中宿于楼上，夜值盗，劫人烧舍，惊坠床下。自后，每闻有响，则惊倒不知人。家人辈蹑足而行，莫敢冒触有声，岁余不痊。诸医作心病治之，人参、珍珠及定志丸，皆无效。张氏诊后，认为：惊者为阳，从外入也；恐者为阴，从内出也。乃命二侍女执其两手，按高椅之上，当面前，下置一小几。戴人曰：娘子当视此。一木猛击之，其妇人大惊……伺少定击之，惊也缓。又斯须，连击三、五次；又以杖击门；又暗遣人画背后之窗，徐徐惊定……是夜使人击其门窗，自夕达曙……一二日，虽闻雷而不惊	《儒门事亲》

2. 心理学对情绪行为的认识

国内外心理学家对情绪行为的不同认识概括起来可分为两类：

一类认为情绪与行为是相互联系的两个方面，但不属于情绪活动本身的内容。该观点国外以利珀为代表，国内以卢秀安为代表，认为"情绪和情感是指人对于客观事物是否符合自己需要的态度的体验"。

一类认为情绪是指感觉及其特有的思想、生理与心理的状态及相关的行为倾向。情绪是情感；是与身体各部位变化有关的身体状态；是明显的或细微的行为，它发生在特定的情境之中。分别以丹尼尔·戈尔曼和孟昭兰为代表。

总结与思考

情志体验是不同性质的情志在内心引起的感受，是情志发生与存在的基础。情志表情是表达情感状态的身体各部分的动作变化模式。情志行为是指个体情志反应中表现于外的举止和行动。

本章对情志体验、情志表情、情志行为进行了详细阐述，是对情志概念内涵的具体展示和深化说明。

第六章 情志感知、表达和交流

内容提要

情志在人的发展中起着何种作用？人的情志是如何感知、表达与交流的呢？情绪调节的概念、调节过程及中医学对情绪调节的认识是什么？这些问题依然属于情志的基础研究，对以上问题做出分析、论述，可以对现实生活中情志变化的现象做出理论上的说明。

引言

赵某，男，17岁，隐匿性抑郁症患者。5个月前无明显诱因出现左腰背部及上胸部胀痛，呈阵发性发作，伴心悸、呼吸困难、咽喉梗阻、乏力、盗汗、双手心及足底出汗。曾到某大医院就诊，给予对症治疗，效果不佳。家属诉说发病前曾因结交朋友不慎受过恐吓，疼痛常在上学时发作，接受心理治疗后缓解一段时间，回校就读后复发。

以疼痛为主诉的青少年隐匿性抑郁症提示，学习情志感知、表达和交流与情绪调节至关重要。

第一节 情志感知

一、情志感知

情志感知，是个体对情志的感受和知晓，既包括对自我情志的感知也包括对他人情志的感知。心理学家克劳德·史坦纳认为，人的情志感知程度由低到高可以分为八个等级，即麻木、身体感觉、原始经验、语言障碍、分辨、起因、同理心和互动，并绘制情志感知程度表。

克劳德·史坦纳还提出了情志解读力的概念。情志解读力的前两项分别为知道自己的情志和强度；体会他人的感觉，了解他人的情志状况和原因。本节内容与丹尼尔·戈尔曼的情商理论中的了解自我和识别他人情绪是类似的，而且都认为这是情志表达、交流和控制的基础。

二、感知自我情志的方法

以下方法可以帮助我们实现这一目的：

（一）分析自己曾有的各种情志

采用一定的方法，对自己曾经有过的各种情志进行分析探索，找出发生该情志的真正原因及过程，这有助于认清自己的情志。

1. 独立空间法

找一个安全的空间，不会为外人打扰，自己大声地把自己的所有感觉不加责备地说给自己听，可以添油加醋，可以夸张如戏剧化，超出真实的感受。

2. 媒介法

以艺术作为发泄的媒介，如看电视、读书、看电影、欣赏音乐和绘画等。通过回想让自己感动的情节，可以指导我们认清情志背后的意义，从而对引发自己情志的元素越来越清楚。

3. 回顾过去法

选定某一情志主题，自由联想童年的相关记忆，然后把所想到的任何事情，不做任何筛选的大声讲出来。回顾过去可以让自己更清楚自己独特的内在反应模式及情绪反应的原因。

（二）增加对外、中、内领域的觉察

1. 觉察外在领域

外在领域，就是身体的知觉，即通过视、听、味、触、嗅等感觉系统，去体察和感觉外在的环境，然后以“我觉察到……”的句子进行描述，而不赋予任何的解释和说明。对外在领域的清晰觉察有助于观察他人的状态，并进一步将这种觉察反映给对方，以有效地解决问题。

2. 觉察内在领域

所谓内在领域就是自己的亲身情感所感受的事物，是自己的内在经验，是此刻身体内部某些特定部分的感受，是用我们的视、听、味、触、嗅等感觉系统去体察我们自身的各种感觉。因为情志总是与相应的身体反应相联系，所以对内在领域的觉察有助于我们进一步觉察自己的情志。

3. 觉察中间领域

与前两者不同，中间领域不是来自感官信息，而是通过抽象化的过程对信息进行解释，例如担心、判断、想象、计划、假设、分析等，多以“我想……”“我猜……”“我认为……”“我相信……”等句形描述。中间领域的活动不一定与现在有关，但可能与过去或未来有关。

（三）记录情志日志

撰写个人的心情日记，在日记中具体描述事件的发生，了解自己的想法，并与过去

经验做一些联结，看看自己的情志是否受到过去经验的影响等等。这样可以看出自己的情志变化，并进一步了解情志周期及引起情志变化的原因。

总之，情志的感知既包括对自我情志的感知，也包括对他人情志的感知。掌握恰当的方法有助于准确感知情志。情志日志是辨识情志的有效方法，情志的知觉、鉴赏能力及情志的理解、感悟能力是情感智力中较为基本的能力。

第二节　情志表达

一、情志表达的概念

将内在的情志体验通过表情、行为等各种方式表现于外的过程或活动，或者有目的的传递某种特定情志的过程，称为情志表达。情志表达的内容有时并非我们所体验的全部，而是经过整饰的，是能被我们的社会规范所能接受的，是适宜的。

二、情志表达的方式

情志表达的方式大致可分为语言表达和非语言表达两类。前者指通过语言的方式进行表达；后者包括面部表情、姿势语言、语音、语调等表达方式。

（一）语言表达

语言是人们进行情志交流的重要载体及方式。通过语言可以充分展现人们丰富的情感内心世界，激发人们的愿望并驱动实现其愿望目标。如刘秀祥，用演讲的力量托起“山里娃”的求学梦。大学毕业后，刘秀祥想到了大山中需要上学改变命运的孩子，毅然放弃高薪工作，投身家乡山区教育。在授课之余，刘秀祥在全国各地累计开展励志演讲2000多场次，激励千万人，催人奋进。

（二）非语言表达

Samovarl1991年曾肯定地说：“绝大多数研究专家认为在面对面交际中，信息的社交内容只有35%左右是语言行为，其他都是通过非语言行为传递的。”也有研究表明，在表达感情和态度时，语言只占7%，而声调和面部表情所传递的信息则多达93%。因此，非语言交际在人类的整个交际过程中有着语言交际不可替代的作用。非语言交际的方式很多，在面部表情中，眼、眉、嘴等变化最能够表达一个人的情绪（图6-1）。如高兴时嘴角后伸、上唇提升、双眉展开、两眼闪光，即所谓笑容满面；悲哀时头部低垂、嘴角下垂、双眉紧锁、目中含泪，即所谓哭丧着脸；轻蔑时耸耸鼻子、双目斜视，即所谓嗤之以鼻；悲哀情绪显现在眼睛，快乐与厌恶表现于嘴部，惊愕的表情由前额显示，而愤怒的情绪则表现在整个面部。

姿势语言既表达当事人的情绪，也是他人识别当事人内心状态的有效途径。为人鼓掌代表赞赏、兴奋，被礼赞者则据此引以为自信和骄傲。由姿势语言可引出日常生活交

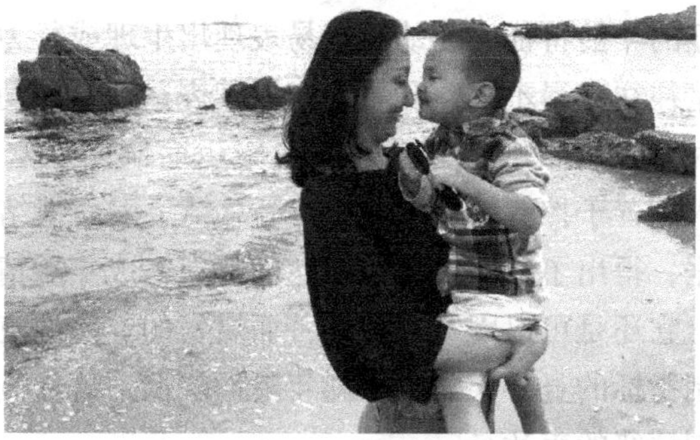

图 6-1 母子姿势语言交流——
母子之间爱的非语言表达

往中的人际距离与个人空间问题。由于交往双方有情感亲疏之别，在交往中表现为两人身体距离的差异，与亲疏程序不相符的过分靠近则被视为一种心理安全的威胁，会导致自觉拉开距离的动作。个体对经由姿势语言表达的情绪往往并不自知，不为当事人的意识所控制。

三、情志表达的作用

（一）加强人们之间的了解和感情

除非我们表露自己的感受，否则没有人可以真正懂得我们的主观感受。因此表达我们对自己、他人和环境的感受，才有机会被别人了解。同样，他人的情志表达也是我们了解他人的心情基础，也是分享他人情志的前提。因此，情志表达有助于表露彼此的感受，增进人们之间的相互了解。人际关系要从表面关系进展到亲密关系，重要因素之一就是彼此要表露真实感受。

（二）纾解情志，有益身心

人们在日常的工作、学习和生活中难免会遇到不顺心的事。当一个人受到委屈时，其内心的感受如果说不出来，常常心情不舒、烦躁不安，日久甚至会导致身心疾病。如果找到自己的知心朋友说出来则是一种纾解，可以疏通肝气，有益身心健康。

四、影响情志表达的因素

影响表达方式的因素很多，有生理因素，也有社会心理因素。生理因素如年龄、性别和生理状态等。社会文化、教育程度、经济状况、社会地位则属于社会因素。

（一）生理因素

1. 年龄

情志表达带有明显的年龄特征，婴幼儿容易表现出生理或行为上立即爆发的情绪反应。到了青春期，情绪往往变得不成熟和不稳定，其表达具有冲动性和爆发性，而且激动及起伏程度较高，对情志刺激敏感多疑，易受暗示而倾向从众，情绪反应直接、强烈、变化迅速。成年人则善于控制情绪，Chown 等总结了表面情绪发作的强度和次数随年龄增长而减少的证据，得出了成年人情绪表达的特点：成年后情绪并非不存在，而是已经发生但被控制了，它还是可以因意外的痛苦而爆发的。印迪克等研究发现，壮年期至老年期作为情绪克制指标的身心疾病症状随年龄而降低，这从侧面说明随着年龄的增长，人越来越善于控制情绪的表达。

2. 性别

有关男女性别的研究表明，男女之间的性别差异有三个层次：性器官是男女性别的“第一性征”；青春期生理上的重大变化是“第二性征”；而在知、情、意、行方面表现的性别差异，则是男女的“第三性征”。由于社会上对于男、女性别期待不同，男性在情志表达方面较为内敛，而女性则会主动地用相对较为强烈的表达方式传达自己的情志。从而在现实生活中男性偏于理性，而女性则更偏于情绪性；男性善于控制和掩饰自己的情志，而女性则善于表达或者发泄自己的情绪。

3. 生理状态

不良的情绪状态会导致人体正常生理状态失衡。但反过来，生理状态的变化又会影响情志的产生和表达。人体内本身存在着生理节律，是人类在亿万年的进化过程中受日月、星辰影响，久而久之已固化于人体基因之中而产生的一种生存适应规律。现代科学研究已证实，任何生物体，从器官系统到组织、细胞及细胞内染色体等都存在着许多种生物性节律。当人体生物节律处于高潮期时，人的生理机能状态处于最佳状态，表现为精力充沛，思维敏捷，注意力集中，往往能理智地对待各种变化，包括情志的变化，其情志表达也会比较适当和适度。而处于低潮期时，则生理机能低下，表现为耐力下降，易于疲劳，情绪不稳或低落，情志表达或过激或过于冷漠，甚至会出现病态的歇斯底里症。

（二）社会因素

1. 社会文化因素

不同的国家、不同的民族在其长期发展过程中形成了不同的社会文化。情志不只是天生或生物的因素，也受社会文化因素的影响，甚至有学者指出：情绪是受文化系统影响的一种社会建构。由于不同文化对行为的规范不同，对行为的归因不同，对于这些行为反应是否适当的看法也不一样，而这些差异都会影响到个人在情志方面的反应和感受，以及情志的表达。即便是相同的情绪，由于不同文化判定情绪表达方式的标准不同，从而导致相同的情绪有着不同的表达方式和意义。可见，社会文化因素在规范情志表达方面起着非常重要的作用。

2. 社会经济地位

人们在社会中的社会地位和经济地位也往往影响着情志的表达。一般而言，社会地位高、经济条件好的人，在生活中所遇到的不顺心事少，所表达的情绪以正性情绪为多。但一旦发生变化，往往导致心情不舒，甚至引起疾病，如《素问·疏五过论》记载："故贵脱势，虽不中邪，精神内伤，身必败亡。始富后贫，虽不伤邪，皮焦筋屈，痿躄为挛。"相反，社会地位低、经济条件差者，在长期压抑的生活中所遇到的不顺心事较多，所表达的情绪往往以负性情绪为多，甚至有时不敢表达。

第三节　情志交流

一、情志交流的概念

如同语言一样，情志也具有服务于人际间互相交往通讯的功能，唯有表现和接受方式不同。情志交流是指通过面部、声音和身姿三种表情方式，情志在相互者之间的传递、感受及感染的过程。情志的外显形式是表情，如前所述，表情是由面部肌肉运动模式、声调变化和身体姿态变化所构成，通过这三种表情的整合，实现信息传递以达到互相了解。

二、情志交流的选择

情志的交流有不同的效果，保证情志有效交流应注意以下三个方面：

(一) 时机性

情志交流的时机很重要，人只有在空闲和平静的时候才会聆听他人的感受（图 6-2）。另外，在与他人交流之前，应给对方准备的时间和机会，可以先告诉对方："我心里有些话想对你说，有时间吗?"如果只想表达感受，你可以事先告诉对方你不期待建议或安慰。总之，直接告诉别人自己的需要是很有必要的，这样可以保证对方注意倾听自己的感受。

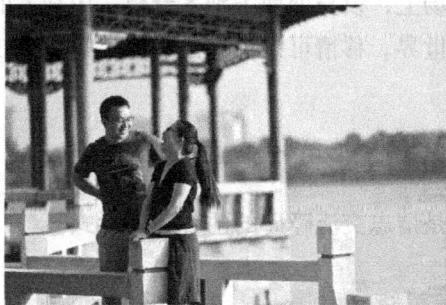

图 6-2　情志交流的有利时机——
美景和休闲通常是情志交流的最佳时机

（二）方式性

情志的交流方式也很重要，表达情志时不宜用评判、指控、定论的方式，宜用平静、非批判的方式描述。应以行为、感觉、理由为陈述对象，对自己的感觉进行表述，可以用“当……时候（行为），我觉得……（感觉），因为……（理由）”这样的句子来说明。表达情志的目的是分享而不是改变对方，我们无法改变或控制对方，只能为内心感受找到出口，让对方多了解自己。

（三）全面性

情志有正向和负向之分，在人际交往中往往会有一些美好的感觉，这种正向情绪也需要及时表达。中国人习惯于表达负向情志，而不善于表达正向情志。赞美也是一种正性情志的表达，这样的表达必须发自内心、实事求是，这样才会有好的效果。

三、情志交流的基本形式

感染和移情是情志交流的两种基本形式。

（一）感染

感染是通过言语、表情、动作及其他方式引起他人相同情志和行为的过程，是一种情志的传递过程。如当你闷闷不乐时，你周围的人也会受此影响而不开心。感染是在不知不觉中发生的，完全是不由自主的。

感染的产生主要受两个因素影响：首先是被感染者与感染刺激发出者的相似性。二者越相似，感染越容易产生。相似性表现在情境、价值观、社会地位、经历等方面。这就是为什么同样在电影院看悲剧片，有的人泪流满面，而有的人则无动于衷的原因。其次是被感染者自我意识的强弱。自我意识越强的人越理智，越懂得用理智控制感情，越不容易被感染；而自我意识越弱的人则越容易被感染。

（二）移情

移情是站在别人的立场上，设身处地为别人着想，用别人的眼睛看这个世界，用别人的心来感受、理解这个世界。移情可以把自己和他人的距离拉得很近，并能化解很多矛盾和冲突。

四、情志交流障碍的基本形式

情志混淆与情志疏离是情志交流障碍的两种主要形式。

（一）情志混淆

情志混淆，指的是一个人不能分清自我情志与他人情志的区别，特别容易受他人情志的影响，受他人情志困扰，甚至以他人的喜怒哀乐决定自己的喜怒哀乐。其原因是没有发展出独立的自我，或者说自我分化程度过低。自我分化程度往往受个人与重要他人关系的影响（如父母），特别是家庭的影响。心理学家 Bo Wen 指出，家庭是一个情志系统，在此系统内存在两股相反的力量：一是一体感或者说亲密的力量；一为个体感或者说自主的力量。每个家庭成员就在这其中寻找平衡，如果这个平衡掌握不好而向一体感或亲密的力量偏移，则表现为低自我分化，这样的人即容易出现情志混淆。

（二）情志疏离

与情志混淆的表现相反，情志疏离的表现是对情志的一种压抑或回避状态，往往以一种理性或超理智的形式出现，甚至给人一种漠然的感觉。产生情志疏离的原因往往是对情志混淆的矫枉过正，是为了避免情志混淆或过度亲密而在情志上与人保持距离，压抑情志或回避与情志有关的话题，最终可导致无法接触真实的情志。

五、影响情志交流的常见因素

情志的有效交流常常受多种因素的影响，有些因素有利于情志的交流，而有些因素则不利于情志的交流。

（一）有利于情志交流的因素

1. 学会倾听

倾听是包括感官与心理的复杂过程，要听到别人所讲，也要听到别人所欲表达而未说出的含义。倾听包括生理专注与心理专注两个部分，生理专注指的是身体适度倾向说话者，与对方保持眼神接触，保持轻松、自然、开放的姿势与表情。心理专注就是积极倾听，除了听到对方口语表达的内容外，还要观察到对方非口语的行为所蕴藏的意义，注意到对方的肢体动作、声调的抑扬顿挫、语气、脸部表情等（图 6-3）。

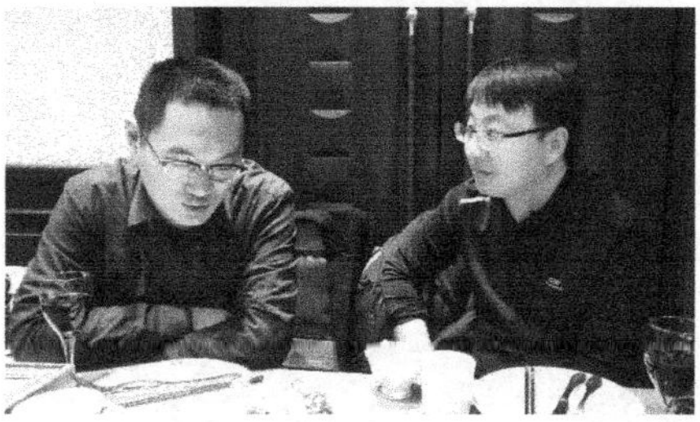

图 6-3 倾心交流——倾心聆听有利于情志交流

2. 有同情心

同情心就是站在对方的立场上体会其感受，了解对方内心的想法，并且让对方知道。同情心包括两个要素：一是对他人情志的认知，即知觉技巧；二是对他人情志的反应，即沟通技巧。而这都需要对他人所体验到的情志有真正的了解。

（二）不利于情志交流的因素

唐纳森在 1997 年提出，出现情志交流障碍的人通常有以下几种原因：第一，无法直接向对方表露感受，认为这样的表露会让自己难堪；第二，认为只要不说出自己的感受就可与对方维持和谐关系；第三，相信只要自己不要多想、多说，任何不愉快都会随时间而消逝；第四，相信别人应该知道自己的感受，不需要自己告诉他。

总之，情志具有交流的重要功能，进行有效情志交流包括时机性、方式性和全面性。感染和移情是情志交流的两种基本形式。情志混淆与情志疏离是情志交流障碍的两种主要形式。学会倾听、有同情心等往往有利于情志交流。

总结与思考

情志既具有生物属性也具有社会属性，情志的表达与交流是情志社会属性的表现。情志产生是情志表达与交流的基础，而情志的感知又是情志表达与交流的前提。情志的交流就是情志不断产生、识别、表达的过程。情志整饰是情志社会化的表现，情志整饰能力是不断发展的，情志整饰是一柄双刃剑，一方面有助于加强群体的运行功能，另一方面，又是情志病证的可能病因。每种具体情志都有相对固定的表达方式，而不同的表达方式与一定的生理因素和社会因素有关，而文化是影响表达方式的重要因素之一，为表达方式提供了“规范”，而这种规范有时会影响情志的适当表达。

本章对情志感知、情志表达、情志交流进行了详细阐述，是对情志概念内涵的具体展示和深化说明。

第七章 情志心理

内容提要

心理，泛指人的思想、感情等内心活动，包括认知、情感、意志等心理过程和人的能力、气质及个性心理特征。情志，是心理活动的三个过程之一。因此，情志心理是指情志活动的心理过程，以及与其他心理过程及个性和能力的关系。

情志活动的心理过程是怎样的？其与认知和意志过程关系如何？个性特征如何影响情志反应和表达？对此，本章做出深入探讨和回答，由此奠定下一章的理论基础。

引言

日常生活经常可见：面对同样的情志刺激，人们会有不同的情志反应，同一种情志反应还会有不同的表现方式。例如，无故受辱、愿望受阻等，有人会勃然大怒，有人则不动声色。即使愤怒，有人怒不可遏，有人则怒而不发。要理解这些不同的反应和表现，只有深入探讨情志与心理各侧面的复杂联系，才能得出明确的认识。

依据中医学有关认识，结合情绪科学研究进展，做出如下论述。

第一节 情志与欲、愿

欲，即想得到某种东西或达到某种目的的要求。愿，即乐意，想要，希望。欲和愿是两个具有中国传统文化内涵和中医学含义的心理学概念，因此有必要从其词源本义上了解其含义演变，进而探讨其与情志的关系。

一、欲

（一）欲的含义

1. 欲的本义

欲的本义，是指对谷物的求取，对饮食的需求。《说文》：“贪欲也，从欠谷声。”

2. 欲的引申义

欲，引申为对物、对事的贪求，再后抽象为一般意义上的欲望。欲望，即想得到某种东西或达到某种目的的要求，具体体现为物欲、情欲、色欲三个方面。物欲为想得到物质享受的欲望；情欲指对异性的欲望；色欲包括对性行为要求的性欲及情欲。由此可见，欲望在很大程度上是和人的本能需求及满足联系在一起的。

（二）欲与驱力

1. 驱力的概念

驱力，指有机体为维持生存和延续种族而与生俱来的，个体为满足生理需要而活动的内在驱动力量。心理学中用于解释个体行为内在原因的一个基本概念，是动机概念的基础。驱力是有机体在长期进化中形成的，与个体的生理需求相联系着，并通过其行为得知驱力的存在和作用。例如，由于饥饿、口渴、性饥渴，驱使人或动物产生去进食、饮水、交配的冲动就是驱力存在的证据。美国心理学家赫尔对有关驱力的大量研究进行概括，认为驱力与生理上的需要有关，与习惯类似，但又有所不同；驱力没有种类，也没有一定的方向，它只为行为提供能量，在增强了行为的同时自身就被削弱了，它在生物学上具有重要的价值。

2. 欲与驱力的关系

与以上驱力概念相对应，中医学中“欲”的含义及内容表达了驱力的部分内涵。首先，与人的生理需求相联系的欲望，无论物欲、情欲、还是色欲，都具有驱使个体为满足其生理需求而活动的动力作用，具有驱力的关键属性特征；其次，证明驱力的主要例证，如进食、性冲动等均是欲望的具体体现。因此，就其本质属性或概念内涵而言，欲望与驱力是一致的、同义的。但在驱力的性质、作用及与行为的关系等方面，如驱力为行为提供能量、增强行为的同时，本身被削弱。简而言之，在概念内涵上，欲与驱力是一致的；在驱力理论上，中国传统文化、中医传统理论虽然直觉意识到驱力的概念属性，但未能再深入上升到对驱力的理论认识水平。

二、愿

（一）愿的含义

1. 愿的本义

愿，本义系指小心从事，说话慎微。《说文》：“愿，谨也，从心，原声。”

2. 愿的引申义

愿又指心愿，愿望。另外，愿还指希望、倾慕、思念等，但多属后起之义。因此，愿即愿望、乐意、想要、希望。

（二）愿与动机

1. 愿和动机的概念

愿望，是指将要达到某种目的、实现某种目标的想法，是与人们的社会性需要相联系的心理活动。因此，通常称为主观愿望。愿望引导行动，具有某种愿望从而才产生某种目标指向明确的行为活动。愿望具有指引人的行为的动力作用，因而与动机在含义上具有一致性。中医学、中国传统文化以“愿望、意愿”等词表达动机的概念及其含义。

动机，是心理学为解释人们行为的原因而提出的一个基本概念。在情绪心理学中，动机被认为是“只要人们试图对自己的行为加以解释，动机的概念就以这种或那种形式存在着，它只是行为的一种假设的原因，是隐藏在行为背后的一种力量，因而对它的研究将有助于人们去理解行为”。如前所述，驱力具有其生理基础，与驱力相对照，动机更多的属心理性的，是与人们的社会性需求相联系的。因此，是人们行为心理学的原因，动机一般解释为：推动人们从事某种行为的念头，驱力是动机的基础。

2. 愿和动机的关系

概括以上例证可见，不同于与人的本能需要相联系的欲、愿，二者基本含义在古代无论是文化还是医学上，均是指与人的社会性需求相联系的心理和行为，欲、愿在一定程度上表达了驱力和动机的内涵。区别欲、愿的这两种基本含义是重要的，它是理解前面原始情绪与继发情绪的知识基础，是学习以下情志与驱力、动机的前提。

三、欲、愿和情志的互动影响

情绪与动机、驱力的关系是情绪心理学的重要问题，在伊扎德情绪理论中居于核心地位。中医传统理论中虽然没有这一名词，但对其概念有一定的认识，欲、愿在一定程度上表达了动机和驱力的内涵。明确了欲、愿的心理学内涵后，欲、愿在情志发生中具有何种作用，两者之间存在何种影响，这是我们将要探讨的主要问题。

（一）情志对欲、愿的影响

情绪可以激励人的行为，改变人的行为效率，发挥重要的动机作用。积极的情绪可以提高人们的行为效率，对动机起到正向推动作用；消极的情绪则会干扰、阻碍人的行动，降低活动效率，对动机产生负面影响。研究发现，适度的情绪兴奋性会使人的身心处于最佳活动状态，能促进人积极地行动，从而提高活动效率。

（二）欲、愿对情志的影响

欲是情志，尤其是原始情志心理和生理的产生动力，即是情志活动的始发动因。欲望是激发情志活动的动力，但情志表达着欲望的存在与指向，并对欲望产生加强或削弱作用；伴随着欲望实现的过程，情志活动发生着变化与转换。

著名隋代医学家全元起在注解《内经》时提出了“以欲起情，情随愿生”的重要论断，显示了中医学对情志与动机、驱力关系认识的独特视角。深入发掘中医传统理论的有关认识，结合近年有关的研究资料，可以做出以下理论概括：欲是情的基础、动力，情是欲的表现，情欲结合构成人的动机系统，情欲相互促进和影响。

第二节　情志与意、志

一、意、志的含义

（一）意、志含义近似相同

《说文解字》载意："志也，从心，察言而知意也，从心从音。"志："意也，从心之声。"可见，在古人的认识里，意、志的本意是相同的，皆为：心意，志向，意解。

（二）意志含义有别

随着人们认识的深化，意、志逐渐有了新的含义，《内经》明确地将意和志进行了区分。

1. 意的含义

意，为心中记忆常思，更接近于现代词汇中的意识。如《灵枢·本神》曰："所以任物者谓之心，心有所忆谓之意。"认为主宰生命活动的叫心，心里忆念而未定的叫意。

2. 志的含义

志，为考虑后决定的目标，更接近于现代词汇中的意志。如《灵枢·本神》曰："意之所存谓之志。"即主意已考虑决定的叫志。

意识与意志，前者重点在识，后者重点在志，但都建立在意的基础上。《灵枢·本脏》言："志意者，所以御精神，收魂魄，适寒温，和喜怒者也。"此处之志意明显是起调控作用，含义应与意志相当，说明意志可以调和喜怒等情志。

3. 意志心理学含义

鉴于古人用字行文的特点，往往一字多义或多字同义，无法与现代词汇一一对应。因此，根据词源及相关记载，结合现代心理学内容，只取其重叠部分的意义，而其他含义在此不复赘述。

情志与意、志密切相关，结合现代心理学，应该主要包括情志与意志、情志与意识的关系。

二、情志与意志

（一）意志的概念

意志，是自觉地确定目的，并根据目的来支配、调节自己的行动，克服各种困难，从而实现目的的心理过程。意志是意识的能动部分，人对客观现实有意识、有目的、有计划地影响和作用，就是人的意志表现。意志不是隐蔽在个体内心中不可捉摸的神秘东西，它总是表现在个体的行动之中，并通过行动而实现。

（二）情志与意志的关系

情感活动可能成为意志行动的动力或阻力。意志在人们的心理活动中是普遍存在的，人们的意志行为多通过情感方式表现，情感、意志方面的精神症状存在着有机的内在联系。

意志可调节人的外部行动，而且可以调节人的心理状态，例如，当个体排除外界干扰，把注意力集中于完成作业活动时，就存在着意志对注意、思维等认识活动的调节；当人处于危急情境下，克服内心的恐惧和慌乱而保持镇静时，就表现出意志对情绪状态的调节。

三、情志与意识

中医学中没有意识的概念。虽然有关于意识的零星记载，如“肝藏魂”“梦大火则……”等推测性析梦解释，但远未上升到概念水平。因此，需要首先对意识的概念及其研究进展作分析介绍，在此基础上展开情志与意识关系的探讨。

（一）意识的多种含义与定义

1. 意识的不同含义

意识在不同学科中具有不同的含义。

教育学中，教师经常这样评价同学：“这学生自觉意识强。”其含义通常与人的努力程度联系在一起。

哲学家认为：“意识是人对客观现实的反映”。

心理学家则把意识看作为“选择性地对正在经历的知觉、思想和情感的注意”。

在医学中，内科医生常以“病人意识丧失，深度昏迷”来描述病情；精神科医生则常用“意识分裂、人格解体”给出诊断。前者是指患者对周围环境的觉察，后者则是对病人的定向力、注意力的综合判断。由此可见，意识在不同学科中具有不同含义及使用习惯。

概括以上含义与用法，可以看出其共性的一点：即意识是对现实世界或事物的认识和觉察，这是对意识认识的基点。

2. 意识的定义

意识，是人及高等动物与觉醒状态相联系的觉察、知觉外部世界和自身生理状态、情感及思想的心理过程。

（1）基本特征

该定义注意揭示意识的两个基本特征：一是对外部世界的知觉；二是对自身生理、心理状况的觉察。借助这两个特征，意识可与知觉、思想等其他心理活动相区别。对外部世界的知觉是人和高等动物共有的心理现象，如非人灵长类动物猴、黑猩猩等对其周围环境的辨别。对自身心理、生理状况的觉察，这在人身上很容易得到证明，如感知自己的心跳、情感的变化；对于动物似乎难以取得直接的证据，但通过对动物睡眠、做梦及情绪变化的观察，能够间接的获得其意识活动的证据。正因如此，意识不仅是人类所特有的心理现象，高等动物也有意识活动。因此，意识的主体应包括高等动物在内。

（2）意识与觉醒紧密联系

觉醒在生理学上是指大脑脑干网状结构维持一定的紧张水平。脑干网状结构是维持意识的生理基础，该结构的损伤及其神经递质的紊乱，都会不可避免地导致意识的障碍。因此，两者的关系是密切的。通常在觉醒状态下才存在有意识的活动，例如，人们在白天工作、活动时意识清楚；疲乏欲眠时则意识模糊。但两者又有明显的区别，睡眠状态时觉醒受到抑制，但意识却依然能够保持活跃，做梦就是意识活跃的例证。因此，意识与觉醒紧密联系，但不能简单地归类为觉醒。

（3）意识与认识、认知紧密联系

按照国内哲学和医学心理学的认识，意识就是一种反映、认识，是一种借助语言的认知。毫无疑问，该观点说明了意识与认知的密切关系。当人类觉察自身状况，知觉、理解外部世界时，意识与认知过程即紧密联系在一起。尽管如此，两者的区别应是明显的，自我对象性和自我监视性，即对自我的认识与监视是意识的本质特征。人的感觉可以被意识，知觉可以被意识，思维、思想、情感等都能被意识。以情感为例，当发怒或忧郁时，存在着两种情形：情绪淹没一切，沉浸在愤怒或忧郁之中，忘记或没有觉察自己的情绪；虽然发怒或忧郁，但意识、觉察到自己处在什么情绪状态。这表明意识应具有两种状态，即下面将要谈到的意识与潜意识。

（4）意识、潜意识的概念和关系

精神分析主义心理学家西格蒙德·弗洛伊德把人的心理活动分为意识、潜意识和前意识三个层次。意识如前所述，是人们当前能够注意到的那一部分心理活动，如感知觉、情绪、意志、思维等，以及可以明晰的各种外界刺激等。潜意识（unconscious）又称为无意识，是指无法被个体感知到的那一部分心理活动，这一部分内容主要是不能被客观现实、道德理智所接受的各种本能的要求和欲望、已经被意识遗忘了的童年时期不愉快的经历、心理上的创伤等。前意识介于两者之间，主要包括目前未被注意到或不在意识之中，但通过自己集中注意或经过他人的提醒又能被带到意识区域的心理活动和过程。

（二）情志与意识、潜意识的关系

行为主义心理学家们将情绪反应现象分为两类，一类是意识状态下的、有意识觉察到的或受意识调节的情绪反射；另一类便是在潜意识状态下的、不易受意识或认识察觉和调节的条件性情绪反射。华生和雷纳曾做过一个经典的实验，使一名本来对大白鼠表现出接近倾向的婴儿产生“害怕”大白鼠的情绪反射。在婴儿试图接近大白鼠时，他们制造一个突如其来的大声音，将婴儿吓哭并离开白鼠。以后婴儿对白鼠长期保持着“害怕”的情绪反射。如果婴儿一见到白鼠，就知道一旦接近它会有一个吓人的大声音，因而“害怕”白鼠，因此将这个建立在认识或意识背景中的情绪反射称之为——意识性的条件性情绪反射。如果婴儿长大之后，已经充分认识到白鼠不会产生一种大的吓人的声音，以前把自己吓哭的是一种人为制造的声音，但是他还是一见到白鼠就“害怕”。那么，这种情绪反射就称为潜意识的条件性情绪反射。

潜意识的条件性情绪反射在人们的日常生活、家庭和学校教育、艺术欣赏、社会宣传等各种领域中普遍存在。例如，某位大学生在宿舍用电热杯煮海白菜，电热杯中水被烧沸后顺杯口溢出，流到电源插口处产生电源短路喷出电弧光，火光喷射出一米多远，该生当时惊恐异常，吓得双手发抖。经历此事件后，这位素常爱吃煮海白菜的学生，只要一想到海白菜的气味就心里慌乱、烦躁，他本人对此迷惑不解。其实，这是因为该生在被电弧光惊吓产生恐慌情绪的同时，房间里还迷漫着很浓的海白菜气味，这种气味作为一种条件刺激物与当时的惊恐情绪状态相结合，建立起一种条件性情绪反射。由于这种反射是本人意识不到的，而且又是本人意识控制不了的情绪反射，所以它是潜意识条件性情绪反射。

正如弗洛伊德所描述的，人的意识只是人的心理这座冰山露出水面的一小部分，心理的绝大部分是藏于水下而无法察觉的潜意识领域。潜意识情绪研究可以对情绪有更深刻和全面的了解。

第三节 情志与知、思

一、知、思的含义

（一）知的含义

知，近似于现代的认识、知道，可以脱口而出。段玉裁曰：“识敏，故出于口者疾如矢也。”《说文解字》曰：“知，识词也。”

知，还可作知觉解。如《荀子·王制》记载：“草木有生而无知。”

知，又有感到、感觉、察觉之意。如《吕氏春秋·情欲》记载：“又损其生以资天下之人，而终不自知。”《楚辞·九歌》中写道：“悲莫悲兮生别离，乐莫乐兮新相知。”生动的描绘出了由相互认识、了解所带来的喜悦情绪的体验。

（二）思的含义

思，其本义是思考、考虑。《说文解字》曰：“思，容也。从心，囟声。”《尚书·洪范》曰：“思曰容，言心之所虑，无不包也。”徐灏笺曰：“人之精髓在脑，脑主记忆，故思从囟。”以上对思的解释，都反映出古人认为思想源出于心和脑，至于七情之思，则是一种思虑不安的情绪状态。

思可以引发情志的改变，人们对秋天进行想象、思考，能真切感受到大自然的变化，进而产生悲伤的情感。

（三）知、思与认知

1. 认知的概念及定义

所谓认知，是对客观世界的认识和察觉，包括感觉、知觉、记忆、思维、注意等心理活动。认知本来像情感、意志一样，是人的三大心理过程之一，是心理学的一个研究对象。21 世纪 50 年代以来，有关认知的理论崛起，随后形成认知心理学派，很快发展为认知心理学，对阐明人的认知本质与规律，以及提高人们认识世界和自身的能力产生了重要推动作用。借助认知理论研究各种心理现象，目前已成为心理学研究的主流及今后发展趋势。

2. 知、思与认知

国际上，认知理论早已渗透到情绪心理学中。国内医学心理学、语言心理学、管理心理学、社会心理学等无不运用认知理论对其研究内容进行分析、阐述。中医学界在 20 世纪 80 年代初已有人尝试阐释七情学说中的认知因素，提出七情之中的"思"可能是其认知因素的观点，其后，陆续有人对这一问题进行理论探讨。通过对"知"和"思"词源的梳理，可知情志与知和思的关系主要是指情志与认知的关系。

二、情志与认知

认知在人们的心理活动中具有重要作用，探索、认识认知和情志的关系成为本章必不可少的内容。

（一）认知是产生情绪的关键

美国著名心理学家阿诺德提出了情绪的评定——兴奋学说。她认为，刺激情境并不直接决定情绪的性质，而必须通过认知评定才能引发一定的情绪。情绪产生的基本过程是：刺激情境—评估—情绪。情绪刺激作用于感官产生的神经冲动上传至丘脑，在丘脑更换神经元后再传到大脑皮层，在皮层上产生对情境的评估。在评估时，以往经验的记忆储存和通过表象实现的唤醒起着十分重要的作用。这时只要情境被评估为对有机体有足够重要的意义，皮层即兴奋，下行激活丘脑系统，并影响 ANS 而发生器官的变化。这时外周变化的反馈信息又通过丘脑传到大脑皮层，并与皮层最初的估价相结合，纯粹的认识经验即转化为情绪体验。也就是说，阿诺德的学说认为，大脑皮层对外界刺激的认知评定是产生情绪的关键。

美国心理学家沙赫特和辛格的经典实验证明：对生理状态变化的认知性解释与评估是产生情绪的主要原因。实验人员告诉正确告知组的被试注射后将出现心跳加快、手颤抖、脸发热等肾上腺素（epinephrine，E）引起的正常生理反应；告诉错误告知组注射后会出现手脚发麻、身体发痒、头痛等不正确的反应；而对无告知组不作任何说明。然后将这 3 组被试各分成两部分，让他们分别进入预先设计好的两种情境中。一种是愉快情境，一种是愤怒情境。结果表明，正确告知组的被试由于能把药物引起的生理反应归因于药物的作用，而较少受情境影响，没有表现出与情境相一致的情绪。而错误告知组和无告知组由于不能对自己的生理反应作恰当的说明而归因于情境的影响，从而表现出与情境相一致的情绪。这说明获知真实药物反应的被试者对生理反应有了心理准备，能正确地解释和评估，不会把它归因于情境的影响，因此情绪稳定；而没有获知真实药物反应的被试者由于不能对生理反应进行正确的评估而将之归因于环境的影响，因而产生与环境相一致的情绪。由此他们认为情绪是认知过程、生理状态和环境因素交互作用的结果，其中认知起关键作用。沙赫特证明了交感神经的唤醒和认知影响着情绪，但是并未证明它们是情绪产生的必要条件。虽然沙赫特的实验设计复杂，后人难以重复得出相同的结果，但是他的独创性研究为情绪的认知理论提供了最早的实验依据，对认知理论的发展起到了一定的推动作用。

临床研究也证实，认知疗法（cognitive therapy）对情感障碍类疾病的治疗效果与精神药物类似，皆可改善患者的症状。Gorka 等使用选择性 5-HT 再摄取抑制剂（selective seratonin re-uptake inhibitors，SSRIs）和认知行为疗法（cognitive behaviour therapy，CBT）对患有焦虑和/或抑郁症的成年人随机分配，使用 fMRI 检查情绪体验、调节和感知期间的前胫骨脑功能，结果显示两种治疗都改善了患者的焦虑和抑郁症状。

（二）情绪活动（反应）影响认知过程

当人在愉快或悲伤的时候，对于同一种事物的认识可能是不一样的，而愤怒时一句无关紧要的话听起来也会觉得刺耳，这显然是情绪对认知所起的影响作用。前边介绍的认知理论均强调情绪的起源和发生，却忽视了情绪的作用，这就不可避免地导致对情绪基本性质的了解不够全面。这些理论都把情绪归结为其他心理活动的伴随现象、后现象或副产品，而关于情绪本身有什么功能，情绪在整个心理过程中居于什么地位，对其他心理活动起什么作用均未涉及。在对情绪性质的认识上，这些理论统统属于一个综合性的理论派别，即情绪的副现象论。不少心理学家在探索情绪的性质时不满足于副现象论，而认为情绪是独立的心理过程；情绪有它本身的机制，并在人的心理生活中起着独特的作用。这种观点构成了情绪理论的另一大派别，即以汤姆金斯和伊扎德为代表的动机——分化理论。

他们认为情绪具有重要的动机性和适应性的功能，汤姆金斯更是认为，情绪就是动机，他否定了把动机归结为内驱力的看法，着重指出内驱力信号需要一种放大的媒介才能激发有机体去行动，起这种放大作用的正是情绪过程；而且情绪是比内驱力更加灵活和强有力的驱动因素，它本身可以离开内驱力信号而起到动机作用。伊扎德的动机论则容纳了更为复杂的内涵，他提出情绪是一种基本的动机系统，并从整个人格系统出发建立了情绪——动机体系。伊扎德提出人格具有 6 个子系统：内稳态、内驱力、情绪、知觉、认知、动作。人格子系统组合成 4 种类型的动机结构：内驱力、情绪、情绪——认知相互作用、情绪——认知结构。在这庞大的动机系统中，情绪是核心，无论是与内驱力相联系的情绪，或是同知觉、认知相联系的情绪，抑或是蕴含在人格结构中的情绪特质，都起重要的动机作用。伊扎德进一步指出，情绪的主观成分——体验，是起动机作用的心理机构，各种情绪体验是驱策有机体采取行动的动机力量。

情绪信息的刺激可以影响认知过程，近年来一系列更加严格的实验结果表明，情绪能影响包括知觉、注意、记忆、思维、态度、决策、语言、内隐加工等几乎所有的认知层面，甚至对思维这样高级的认知过程也能产生广泛的影响。Halgren 等应用脑磁图对情绪面孔刺激的视觉反应研究表明，不同情绪信息刺激（正性、负性、中性）在枕部中线附近，大约在刺激发生后的 100～120ms 有明显差异。Dietrich 等对情绪内容单词记忆和回忆的研究表明，当不同情绪内容的单词（正性、负性、中性）连续展示给受试者时，对于每种情绪类型的单词在第二次出现时，发现其事件相关电位正向的波幅比首次出现时更加明显（新旧效应），但是对于正性、负性情绪单词的新旧效应则比中性的更加显著。

由目前的研究可知，认知评定是产生情绪的关键，但情绪并不都由对外界刺激的认知而产生。情绪也能够反作用于认知过程，情绪与认知在人的心理活动中始终相联系。

第四节 情绪调节

情绪调节，是指个体对具有什么样的情绪、情绪什么时候发生、如何对情绪体验与表达施加影响的过程。即对自己产生何种情绪、何时产生情绪、体验到情绪的强烈程度及如何对表达情绪进行控制所组成的策略。目前，情绪调节研究已广泛涉及医学、社会、教育等领域。情绪调节是情绪本质研究的发展和延续，也是使情绪研究更具有应用价值的课题。

一、情绪调节的概念

情绪调节，是个体在情绪性情境中有意或无意采用某些方法或策略改变自己或他人情绪发生的时间、场合、内容、强度等的心理过程。情绪调节是个体对情绪体验或相关行为和情境的调整过程，同时也是调节或维持情绪唤醒、体验、认知和行为的过程。被调节的情绪成分包括生理反应、主观体验和表情。情绪调节是对情绪反应状态的监控和评估，个体采取的情绪调节策略与其目标相适应。

二、情绪调节的过程

虽然情绪调节过程模型解决了整合众多情绪调节策略的问题，但是仍有许多问题它无法回答。例如是什么启动了情绪调节？是什么引发了具体的情绪调节策略？为什么有的人成功调节了情绪，而有些人没能如他们所想的那样调节情绪？为了回答这些问题，Gross 提出了扩展的情绪调节过程模型，并提出情绪调节的动力来自评价系统之间的交互。他使用“世界-知觉-评价-行为”抽象地概括了“人类漫长的进化史导致出现的多水平基于效价的评估机制”，由于每一个低水平的评价体系的“行为”都会引发更高水平评价体系中“世界”的变化，并以此展开新一轮的循环，因此评价体系的循环似乎是无限的，但事实上，当世界与目标状态都发生了改变的时候，评价体系是不活跃的。

根据这个模型，情绪是通过评价系统进行具体化的。当第二水平的评价体系将产生情绪的评价体系（即第一水平评价体系）作为目标并对其进行评价，产生试图修正第一水平评价体系的行为冲动。这种描述与情绪调节的定义是一致的，即调节正在发生的情绪反应。因此，从扩展的情绪调节过程模型的角度来看：情景选择和情境修正是指改变个体面对的外部世界，注意分配是改变看待世界的角度方法，认知改变时调整对世界的认知描述，而反应调整是修正情绪引发的行为。

扩展的情绪调节过程模型以评价体系为核心，将情绪调节的过程分为三个阶段：识别阶段、选择阶段和执行阶段。每个阶段都是一个离散的评价系统，包括知觉、评价和行为三个环节。

由于每个阶段的每个环节都存在一个决定点，相对应一个潜在的失败点，从而出现情绪调节过程的中断。

三、情绪调节的策略

情绪调节是个体保持心理健康的重要方法，其目的在于影响个体在某具体情境中产生情绪的类型、时间，以及内在体验与外在表达。因此无论是针对改变情绪产生的类型或时间，还是情绪的内在体验或外在表达的行为，都能够在一定程度上调节情绪，那么如何整合如此繁杂大量的方法，研究者们提出了许多相关模型或分类法。如 Thayer 等提出的心境的自我调节策略，Larsen 提出的心境调节模型，Koole 的情绪调节心理等，其中情绪调节过程模型是最受研究者们推崇的模型。情绪调节策略包括情境选择、情境修正、注意分配、认知改变和反应调整，其中情境选择为对可能产生情绪影响的情境的一种决策，情境修正则是在具体情境中进行的能够改变其情绪影响的一系列行为，注意分配对应情绪产生过程中的关注环节，认知改变则代表在特定外在情境中内在认知的改变，而反应调整涉及对已经产生的情绪体验与表达的调整。

（一）情境选择

情境选择就是通过采取某些行动使个体处于比预期更可能产生令人满意情绪的情境，或避开更可能产生令人不满意情绪的情境。情境选择是情绪调节策略中最具前瞻性的一种方式，而且它常常能够成功地带来生活中的变化。这也是很多 CBT 的显著特点，让个体更多的处于可产生有益情绪的情境中，比如，在认知行为会谈中安排有趣的活动将促进积极状态的产生；或者让个体远离产生有害情绪的情境，如那些引发药物使用的情境。事实上，即使没有临床干预，在生命历程中，对于情境选择的使用也会出现变化。如社会情绪选择理论认为，老年人能够通过塑造社交圈以避免消极情绪反应，而使积极情绪反应获得最大化。

（二）情境修正

情境修正就是对问题或情绪事件进行初步控制，改变情境进而改变它的情绪影响，如当个体处于令人尴尬的境地时，采取幽默的手段化解尴尬。需要注意的是，这里定义的情境主要是外部社会环境。

情境修正行为属于关注问题的应对方式。终生发展动机理论认为情境修正是生命过程中适应性的关键特征。然而，并非所有的情景修正都是适应性的，如患社交焦虑症的个体往往在各种情境中减少社会交往行为，但显然这种情境修正行为从长远来看是不利的。尽管情境修正有其重要性，但是很少有专门针对情境修正策略效果的研究，这可能由于修正情绪能有效的建立一个“新”情境，有时难以明确的区分情境选择与情境修正。

（三）注意分配

注意分配，就是个体在既定情境中，通过分配注意力来影响情绪的一种情绪调节方式，包括两个主要的策略：注意分散和注意集中。

1. 注意分散

注意分散，是指将注意力分配到情境中的其他方面（改变注意力），或者将注意力整个转移到另一个情境（改变内部聚焦）。注意分散有主动和被动之分。主动的注意分散，也叫自我注意分散，即通过努力有选择地关注情境中与情绪无关的方面。被动的注意分散策略的操作是要求被试完成一个与情绪或情绪刺激无关的任务，而非明确地要求被试分散注意力。相比较而言，主动的注意分散可能效果更好。另外，被试注意力的最终指向，包括与积极情绪相关的事情，以及与中性情绪相关的事情。从范围来看，积极情绪相关的事情能更有效的分散注意力，但前提是个体面对具体情境时能够想到那些积极的事情。因此，被动情境下，积极情绪能更有效做到注意分散；而主动情境下，中性情绪相关的事情更有效。

2. 注意集中

注意集中，是一种将注意集中到情境的情绪特征上的一种情绪调节策略。根据注意集中的不同方向，在实验操作中也有不同的指导作用，包括注意集中于情绪体验，如反刍就是一种将注意集中于情绪体验的调节策略，有愤怒反刍、抑郁反刍等；以及注意集中于情绪的原因和意义（图 7-1）。

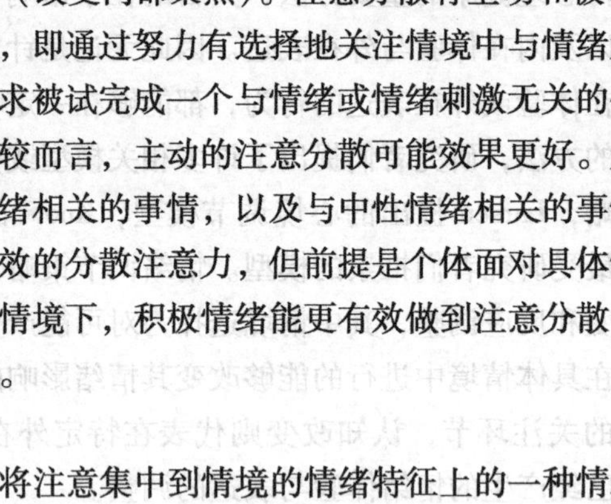

图 7-1 注意集中到“思想者”雕像——凝视“思想者”有助于情绪平静升华

（四）认知改变

认知改变，就是改变对所处情境的评价来调整它的情绪意义，可以通过改变看待情境的方式，或者改变自己的接受能力来应对情境的需要。在降低消极情绪的时候，认知改变策略能够有效降低消极情绪体验，虽然它对随后的记忆既不影响也不促进，但是能使测验中的表现更好。

在实证实验的操作中，研究者们使用了至少三种认知改变策略。第一种为对情绪刺激或情境的重评，如 Opitz 等要求被试“想出一种不太消极的说法解释图片内容”，比如面对一张婴儿哭泣的图片，解释他只是为玩具放错了位置这样的小事而哭。然而“重评”这个术语使用十分广泛，它常常用于代表整个认知改变策略。第二种是改变看待情境的角度，如告诉自己“这是假的或者演的”。最后一种是对情绪体验本身的重新解释，对情绪的不评价就是一种新的解释情绪的方式，这是因为研究者们认为个体对自己的情绪有一种预先存在的消极评价。有时也会出现以上策略的混合使用。

（五）反应调整

反应调整，就是在情绪发生成熟后，直接影响情绪反应的体验、行为、心理成分。理论上，反应调整包括反应倾向的降低、不变及增加。抑制会导致不好的记忆，减少社会交往中的伙伴互动并增强心血管反应。但无论是生活中还是研究中，反应抑制都更为频繁。

根据调整反应的不同方面，反应抑制有三种不同的方式。最为常见的是表达抑制，是对外在表现的抑制，如 Nittel 等告知被试“请控制你自己，让其他人无法看出你的感受”，表达抑制能够有效降低积极的情绪体验，而在降低消极的情绪体验上成效并不显著；第二种是体验抑制，是对内在感受的抑制；最后一种是停止回想引发情绪的事件。有时，研究者会同时指示被试进行表达抑制和体验抑制。

四、中医学对情绪调节的认识

（一）历代医家对情绪调节的初步认识

情志致病发生、发展的机理直接影响机体内环境的变化，导致气机异常，损伤气血阴阳，损形伤神。当情绪不良或反常时，要注意“理智”与“修养”，控制情绪。如果不控制情绪，任其放纵，小则身体患病，大则危害生命。历代养生家都非常重视七情调摄，具体方法多种多样，但归纳起来可分为节制法、疏泄法、转移法和以情胜情法。

1. 节制法

所谓节制法就是调节、节制感情。七情过用必成灾，人必须注意精神修养，节制自己的感情才能维持心理平衡。怒是情志致病的魁首，对人体健康危害极大，怒不仅伤肝，还会伤心、伤胃、伤脑等。制怒是最根本的一条，是以“理”制情，即需要加强道德修养和意志锻炼，培养良好的性格，用意志控制自己，用理性克服情感上的冲动，使七情不致过激。

2. 疏泄法

疏泄法即把积聚、抑郁在心中的不良情绪宣达、发泄出去，恢复心理平衡。当悲痛万分时，痛痛快快哭一场，让眼泪尽情流出来。或者找诚恳、乐观的知心朋友或亲人倾诉苦衷，得到开导、劝告、同情和安慰，消除苦闷的情绪会使人变得豁达轻松。扩大社会交往，广交朋友，互相尊重，互相帮助是解忧消愁、克服不良情绪的有效方法，建立良好的人际关系是医治不良心理的良药。

3. 转移法

当自己情绪苦闷、思虑过度或情绪激动与别人争吵时，运动能转移注意力，参加体育活动或者适当的体力活动，用肌肉的紧张去消除精神的紧张。亦可以听一听音乐，欣赏一下戏剧，观赏一场幽默的相声或哑剧，当被逗得捧腹大笑、精神振奋，紧张和苦闷的情绪也随之消失。因此，要排解愁绪，寄托情怀，舒畅气机，怡养心神，美化心灵，使身心健康发展。

4. 以情胜情法

情志可以致病，也可以治病。心病还需心药医，而情志调摄比药物更为重要。因七情而起病，宜以人争制之，或逗之以笑，或激之以怒，或惹之以哭，或引之以恐等，因势利导，使患者积郁得以宣泄，从而畅遂情志，疾病因之而愈。古人总结了很多以情胜情的经验，如怒伤以忧胜之，以恐解之；喜伤以恐胜之，以怒解之；忧伤以喜胜之，以怒解之；恐伤以思胜之，以忧解之；惊伤以忧胜之，以恐解之。诊疗时治病先治心，动之以情，晓之以理，喻之以例，然后施药治之，必有利于疾病之预后。

（二）肝主疏泄调畅情志对情绪的调节

随着对肝主疏泄研究工作的深入开展，国内学者把研究目光聚焦到其调畅情志的微观机制上。国内研究发现，肝气郁结证（肝疏泄不及导致）相关脑区，多呈现葡萄糖代谢减低，这进一步明确了肝气郁结证相关脑区的功能定位，提示脑是肝主疏泄的调控中心。相关动物实验，如 PMS 肝气郁证大鼠、猕猴模型研究发现，肝主疏泄可能的功能定位为脑中枢，尤其是大脑皮质和边缘叶，其中额叶、顶叶、枕叶、双侧岛叶、压后扣带皮质可能是肝主疏泄调畅情志的脑区。

五、情绪调节的意义

情绪调节对身心健康具有重要的意义。良好的情绪调节能促进身心健康，不良的调节或情绪失调会破坏身心健康。早在几千年之前，古人就已经注意到压抑的情绪会给健康带来危害。现代人的生活节奏不断加快，有时人的情绪也随之在短时间内发生剧烈的变化，从而造成人体内部各个系统，特别是内分泌系统的功能紊乱。抑郁导致消化功能的下降，而狂喜则可能使呼吸器官发生痉挛，焦虑会增加排尿次数，激动使得血压增高，愤怒常伴有热汗淋漓，恐惧会冷汗涔涔。经久的忧愁、焦虑、烦恼或渴望等不愉快情绪的紧张维度过高，会使肌肉紧张度增加而导致诸如肩部或颈部肌肉发生所谓风湿痛或纤维组织炎症。相反，愉悦的情绪则使人气色润泽，神采飞扬。因此，探讨情绪调节过程与健康的关系应该是研究情绪调节的一个重要方面。情绪调节具有以下重要的意义。

（一）维持良好的心理状态

格罗斯研究发现，良好的情绪调节可以减轻表情行为，降低情感体验，从而减轻焦虑等负性情绪对人们的不良影响，有益于身心健康。情绪调节有助于促进个体毕生的自我发展和在气质类型的自我发展。这样就能充分发挥个人的创造性，对工作保持持久的注意和兴趣，使自我感觉充实、安宁和完整，从而形成健康的心理。如果没有良好的情绪调节，个体就容易情绪失调而处于痛苦、忧虑、无聊等状态，不能营造和维持良好的人际情境，难以与别人维持满意的人际关系。同时，不良的情绪调节对某些疾病的发病率和康复率具有一定影响。例如，长期压抑悲伤和哭泣容易引起呼吸系统的疾病，抑制爱会引起支气管疾病或癌症，不表达情绪会加速癌症的恶化，对愤怒的压抑易引发心血管疾病、高血压病等。

（二）促进健康心理的形成

情绪调节可以促进心理健康，其调节的方式主要有控制调节、预期调节和探索性调节。控制调节是短时的心理或生理状态调节的工具行为，是为削弱或缩短情绪反应的机制。如采取分散注意力可以缩短或忽略不良的情绪反应。预期调节是控制将来所需要的工具行为。预期调节的方法有许多种，如实际的行动、压力预防训练、心理咨询、参加愉快的活动等，最常见的例子是与邻居的尴尬关系可以预测在以后的相遇中所形成的恼怒或羞愧，为预防这种不安情绪的出现，可以采用回避的行动以调节自己的情绪。探索性调节是通过探索性行为，发展新技能、知识或资源的行为，以便增加自动调节的良好结果。如读小说、看电影等，一方面促使人转移注意，另一方面在安全情境下去尝试、体验各种情绪，促进情绪调节。

总之，由于情绪调节与心理健康有密切关系，情绪调节研究工作取得了一定成果。中医学虽然没有情绪调节这一术语，但从心主神明、肝可调畅情志及以情胜情法的论述中，可以看出古人也认识到了情绪调节的重要性。目前在情绪调节的研究方法上，由于一直被传统的认知主义方法所统治，因此，情绪调节理论的发展受到了一定的阻碍。故应采用系统方法结合情绪调节的不同观点，整合情绪调节不同成分及不同成分之间的关系来进行情绪调节的研究。情绪调节对临床心理学和情绪调节障碍的研究有重大的影响，可以帮助人类更深入、更全面地去理解自身的情绪。

总结与思考

本章对情志与其他心理过程如欲、愿、意、志、知、思等的关系进行了探讨，认为这些心理过程与现代心理学中的驱力、动机、意志、意识、认知等相类似，它们与情志之间相互作用与影响。本章内容较为简洁且具有尝试性，旨在抛砖引玉，引发大家对该类研究的兴趣与思考。

情志与其他心理过程的关系，肯定不能只限于理论上的探讨，如何借鉴现代心理学的知识与技术以开展情志与其他心理过程的研究，是中医情志工作者应关注的问题。

情绪具有可调性，情绪调节是一个发生在意识内外的，包括生理、认知、体验和行为反应的动力组织系统。情绪调节是个体对具有什么样的情绪、情绪什么时候发生、如何对情绪体验与表达施加影响的过程。需要探讨的是情绪调节研究的新发展与其在实践中的应用价值。

第八章 情志生理

内容提要

生理，是指生物的生命活动和体内各器官组织细胞的功能与其机制。

情志生理，则是情志活动（反应）中的体内各器官系统的功能及其机制。人类一切心理活动都是建立在生理基础之上，或曰是由生理功能所产生。在了解情志心理之后，理解情志生理就成为必修之课。

要深刻认识情志活动，探索并揭示情志与内脏尤其是与脑的生理联系，是打开深入理解情志奥秘的钥匙，是建立中医情志学科学基础必不可少的步骤。

引言

冠心病患者心绞痛时大多伴有恐惧、惊慌的感受，而头痛、腹胀、肝区隐隐作痛时常常伴有心烦易怒等情绪变化。这些事实表明，情志变化与机体内脏功能活动紧密联系在一起，情志不仅仅是高度发展完善的物质——大脑的功能，而且还需要内脏器官功能活动的参与。

第一节 情志与脏腑

情志与脏腑的关系是指脏腑器官在情志活动中的生理基础作用以及情志活动对脏腑器官功能的影响。《内经》认为情志源于五脏精气活动，是五脏功能的外在表现，情志的产生依赖于脏腑精气，即脏腑精气的活动决定着情志的产生。传统中医理论对于情志与脏腑的关系，形成了五脏五志观与心主五志观两种模式。

一、五脏五志观

五脏五志观理论认为：七情分属五脏，五脏各主一志，即肝主怒，心主喜，脾主思，肺主悲（忧），肾主恐（惊）。这一思想肇始于《内经》，认为五脏是产生情志活动的物质基础，情志的变化是五脏功能活动的外在表现形式之一。七情分属五脏是《内经》以五行为框架构筑中医理论体系的组成部分。五行学说用木、火、土、金、水的生克乘侮规律来阐释人体的生命活动，形成了以“五脏为中心”的整体观。五脏是主持、调节生命活动的核心，情志作为机体生命表现的重要方面，以五种典型情志为代表分别归属五脏则是其必然的理论归类。同时，《内经》亦从人与自然界的五行归类方面具体论述五志与五脏的联系，形成了五志与五脏的关系。

肝在志为怒：怒为气血上逆、不畅及愿望受阻而导致的紧张带有敌意的情绪及相应的表情行为与生理变化。怒由肝之精气所化，即肝与怒有特定的生理病理联系。若肝之精血不足，不能涵养怒志，或肝阴不足，肝阳偏亢，则稍有刺激即易发怒。临床辨证属郁怒者，当以疏肝解郁为治；属愤怒者，当以平肝降逆为治。

心在志为喜：喜是脏腑气血功能协调且愿望实现、紧张解除的轻松愉快的情绪体验及相应的表情及行为变化。喜乐愉悦有益于心主血脉的功能，但喜乐过度则可使心神受伤。从心主神志的生理功能来分析，又有太过与不及的变化，心主神志功能过亢，则使人喜笑不休；心主神志功能不及，则使人易悲。

脾在志为思：思是指对所思问题不解、事情未决时及个体脾胃气机功能低下时产生的担忧、焦虑的心情，是一种思虑不安的复合情绪状态。正常限度内的思虑是人人皆有的情志活动，对机体无不良影响；但思虑太过，最易妨碍脾气的运化功能，致使脾胃气机阻滞，脾气不能升清，胃气不能降浊，因而出现不思饮食、脘腹胀闷、头目眩晕等症。若忧思久结，津液干涸，气血凝涩而成噎膈病。

肺在志为悲（忧）：悲（忧）是对所面临问题找不到解决的办法及身体状况不佳、担心时，以心情低沉为特点的复合情绪状态。悲（忧）属人体正常的情绪变化或情感反映，由肺精、肺气所化生，是肺精、肺气生理功能的表现形式。但过度的悲哀或过度忧伤则可损伤肺精、肺气，或导致肺气的宣降运动失调，表现为神疲体倦、少气短息、讲话声音低怯、忧心忡忡、多愁善感等。

肾在志为恐（惊）：恐（惊）指遇到危险而又无力应付及脏腑气血大虚时产生惧怕不安的情绪体验，与肾的关系密切。过度的惊恐可损伤脏腑精气，导致脏腑气机逆乱，使精气却而不上行，反而令气下走，使肾气不能正常地布散，表现为善怒、怵惕不安、二便失调、遗精滑泄等。

但五脏何以分主五志，前人论述较少。依据文献可做如下两方面推测。第一是五行的类比：七情各自的特点与五行属性分别相关，从而归属之。现代情绪研究也发现某些特定情况下人们确实体验到单一情绪，如大地震的恐惧、突然中大奖的欢喜等。第二是临床部分情志致病现象的归纳：如过怒多致肝脏功能失调而见肝系病证，惊恐可见肾气不固而致遗尿等肾系病证。据此联系脏腑功能归纳总结形成怒则气上伤肝、恐则气下伤肾、悲则气消伤肺、思则气结伤脾、喜则气缓伤心的理论。结合五行五脏而形成上述五志五脏模式。

这一模式有一定的理论基础与临床依据，如前所述。情志通常以复杂和单纯两种状态存在，在特定情况下如地震、水灾等主要以单纯害怕、惊恐等存在。由该模式反映的特定情景状态下的情志与脏腑的某种联系及其病变影响，至今尚有一定理论价值和指导意义，但其局限显而易见。其一，它是从五行五脏推演而来，而古今医家已突破这一局限、呆板的模式，从实际去阐明情志与脏腑的关系。其二，它仅是对部分临床现象的归纳，不能确切阐明和全面反映情志致病的复杂性和主要规律。故《中医学解难（中基分册）》指出："情志致病，损伤脏腑是复杂过程，不同情志影响不同脏腑的具体内容还有待于进一步验证。"显然，情志与脏腑关系的主要规律有待再发现。

二、心主五志观

五脏主五志是否以一脏为主导？中医认为心神为五脏情志的主导，人体五志唯心所使，也就是说喜怒思悲恐等情志活动是以"心"为中心而整合的，心是肝、脾、肺、肾等其他脏腑的中坚和最高主宰，一旦人体"心"受到损伤，其他脏腑皆随之产生病变（表8-1）。

表8-1　情志与脏腑历代医家论述

主要观点	出处
心者，君主之官也，神明出焉	《素问·灵点秘典论》
悲哀愁忧则心动，心动则五脏六腑皆摇	《灵枢·口问》
魂、魄、志、意以及意志思虑之类，皆神也；合言之，则神藏于心，而凡情志之属，惟心所统，是为吾身之全神也……心为脏腑之主，而总统魂魄，兼赅意志，故忧动于心则肺应，思动于心则脾应，怒动于心则肝应，恐动于心则肾应，此所以五志唯心所使也……情志之伤，虽五脏各有所属，然求其所由，则无不从心而发	《类经》

由上可知，中医前贤医家认为心对情志活动产生和表达起着重大作用。心神任物，即对引起情志反应的内外刺激信息接收评价，确定其性质及对自身的意义，从而产生相应情绪体验和情志表现。

三、肝主多种情志观

（一）《内经》以降，论多种情志与肝

1.《内经》论述恐、怒与忧归于肝

《内经》论述七情分属五脏的同时，也在不同篇章、不同侧面指出情志的复杂性及其与脏腑的复杂联系。《灵枢·本神》将恐与怒均归于肝的虚实变化，悲与笑不休同属心气异常。《素问·宣明五气》："精气……并于肝则忧。"这已与五志归属五脏的模式有所不同，并在病理方面进一步指出多种情志同伤一脏。这表明两点：一是情志所伤并非单纯伤所主之脏；二是情志为病并非单一情志致病，而是多种情志交织相合为病。这一认识更接近临床实际。

2. 隋唐宋医家

在继承、整理和发挥《内经》《伤寒论》等典籍的基础上，此时期多出方书专著，对于肝藏象的认识仍宗前说。隋·巢元方《诸病源候论》中有关肝病的认识集中体现在肝气虚实证治的表述上，值得一提的是，在其引述的《养生方·导引法》中对肝脏病以呵气导引，而原因的阐述为愁忧不乐，悲思嗔怒。这对于我们认识后世肝病的情志

起因为多情交织提供了基础。

（二）明清至近代，认为多情交织合并伤肝

明清两代医案医话中情志所伤案，多情交织合并伤肝脏者占85%。在治疗情志病时，许多医家也多从肝入手。如《杂病源流犀烛》提到："治怒为难，惟平肝可以治怒，此医家治怒之法也。"指出了平肝是治怒的有效方法。赵献可在《医贯·郁病论》中则进一步说明："予以一方治其木郁，而诸郁皆因而愈。一方者何？逍遥散是也。"

以上表明，"五志伤五脏"模式不符合临床实际，多种情志交织共同致病伤肝的概率更大。显然，临床情志所伤的普遍现象为多情伤一脏。中医学的生理多从病理推演而来，因此可由此推断：正常生理情况下，情志亦是多种组合并存的，这与前面情志维度中的论述相吻合。如果说五志五脏概括反映的是特定状态下的情志与脏腑关系，那么一脏主多情观，则是建立在一般状况下人们的情志体验和情志过极致病实践基础上的观点。这一模式更接近于临床实际，从而能更有效地指导临床情志病证的辨治。

第二节　肝主调畅情志

中医学认为，肝主疏泄，调畅情志，肝的生理活动与情志活动关系最为密切。故在情志与脏腑的关系中将肝与情志的关系做一节单独论述。

一、肝主调畅情志的内涵

肝主调畅情志是指肝接受机体的内外信息，调节相应器官功能，产生相应的情志活动（反应），进而保持心情舒畅的功能。

中医理论认为心对人体的精神情志活动起主宰作用，即所谓"心主神明"。但从情志的发生及其病理机制和中医各脏腑的具体功能特点以及临床实际而言，肝主疏泄的功能在情志变化中起着决定性的作用。这是因为人的正常精神情志活动是以气机调畅、气血和平为基本条件的。肝主疏泄，调畅气机，可使血行畅通，对保持心情开朗舒畅起着重要作用。情志异常对机体生理活动的重要影响，也在于干扰正常的气血运行。《素问·举痛论》所说的"百病生于气也"，就是针对情志所伤，进而影响气血的调畅而言。情志疾病首先是影响了机体正常的气机，进而是气血津液及脏腑功能失调，阴阳失衡，致使机体的正气（内环境）受到损害。肝主疏泄功能中最为首要的是调节气机，气机调畅则气血津液运行正常，脏腑功能得以正常发挥（内环境稳定）。所以，肝的疏泄功能具有调畅情志的作用，实际上是调畅气机功能派生的。肝的疏泄功能正常，则气机调畅，气血和调，体康无病；肝的疏泄功能减退，则肝气郁结，气滞血瘀，痰湿内阻，百病由生。故情志活动与肝的疏泄功能密切相关。若肝的疏泄功能失常，一可因肝疏泄不及，肝气郁结，引起情志活动的抑郁，出现郁郁寡欢、神情多烦闷不乐、胸胁胀满、走窜疼痛、善太息、嗳气呃逆、乳房胀痛、睡眠较差、食欲减退、惊悸怔忡、健忘、痰多、大便干、小便正常、舌淡红、苔薄白、脉象弦细等症状表现，形成肝气郁

证；二可因肝疏泄太过，肝气上逆，引起情志活动的亢奋，常表现为急躁易怒、头目眩晕胀痛、两胁窜痛、胃脘乳房胀痛、失眠多梦、月经先期、食欲增强、便秘尿黄、舌淡红、苔薄白、脉象弦和等，形成肝气逆证。反之，外界因素导致的情志异常，尤其是大怒或情绪过度压抑等，也常常使肝疏泄功能失常，引起肝的病变。

同时，肝主疏泄能促进肝藏血的功能，对情志活动亦有重要影响。肝主藏血主要体现在对人体血量的调节分布上，机体在情志异常状态下伴有能量和物质的消耗，肝主藏血有利于满足机体在情志异常状态下血液的重新分布，以保证心、脑、肾等重要脏器的血供。另外，中医学认为机体物质与能量的产生有赖于脾胃的运化功能，脾胃为气血生化之源。但肝主疏泄，调节气机，是脾胃正常升降的前提。肝主疏泄功能的正常对于情志异常状态下物质能量的合成代谢，进而满足机体适应性反应需求具有十分重要的意义。

对于情志内伤的病变，中医在治疗上也多从肝入手。机体对其他情志活动的调节亦多与肝有关，气血怫郁是致病的根源，而气郁为诸郁的根本。明代赵献可则进一步提出，治郁应以解决木郁为先。清代林佩琴在《类证治裁》中认为凡病无不起于郁者，并将外感、内伤诸病都与郁相联系，即与肝相联系，指出“诸病多从肝木”。因此，调肝是治疗的基本方法。现在中医临床上对于一些情志异常或与情志失调有关的疾病（心身疾病），如神经症、情感障碍、心因性反应病证、高血压、甲亢、糖尿病、溃疡性结肠炎、支气管哮喘、偏头痛、妇女月经病、不育不孕等亦多采用疏肝解郁之法，疗效显著。

二、肝生理功能与情志

肝的主要生理特点有两个：肝主疏泄，肝主藏血。

（一）肝主疏泄

肝主疏泄，是指肝气具有疏通、调畅全身之气，使之通而不滞、散而不郁的作用。疏泄之疏，《说文》释为“通”，即疏导、开通之义；泄，有发泄、发散之义。肝性属木，喜舒展顺达而行疏泄功能。中医学取象比类将肝脏比拟为木，树木的特性是喜条达而恶抑郁，即是说，树木的枝叶伸展，能充分接收阳光和雨露才显得生机勃勃。因肝的这些特性，就决定了它的主要生理功能为疏泄。

（二）肝主藏血

肝主藏血，指肝有贮藏血液和调节血量的生理功能。《灵枢·本神》曰：“肝藏血，血舍魂。”《素问·五脏生成》曰：“故人卧则血归于肝，肝受血而能视，足受血而能步，掌受血而能握，指受血而能摄。”已认识到肝具有藏血的功能，肝中所藏血液具有养魂、柔筋、充目、华爪，维持人体视觉、运动、精神情志的作用。

肝的两个主要生理功能相互协调、相互制约，其功能正常对调畅气机、通利血行具有重要意义，也为保持心情开朗、舒畅奠定了基础。

(三) 肝主疏泄，调畅气血与情志

气血是构成人体和维持人体生命活动的最基本要素，来源于呼吸之气和水谷精微，既是构成脏腑的基本物质又是产生脏腑功能活动的动力，也是产生人类特有的高级精神思维活动的物质基础。气血是正气之本，神明之基。正常的情志活动依赖于气血协调及其升降出入运动的通畅。而情志疾病发生的本质在于导致了气血的异变，失去其正常状态和形质。气血作为物质和功能的统一体，其异变表现为功能性的太过与不及和物质性的太过与不及，在病性上则有寒热虚实之别。病理情况下，情志过激先伤气，气机逆乱影响血和脏腑才使脏腑进而发病。这亦表明了气血与情志活动的直接相关性。

1. 气对情志的作用

气是人体内活力很强、运行不息的精微物质，是构成人体和维持人体生命活动的基本物质之一，其性属阳，主动，主温煦。升降出入是气运动的基本形式。升降出入表现于机体的每一个部分，内入脏腑，外达皮毛，上至头面，下抵足。故气的升降出入运动正常则产生正常的情志活动。而从情志发病的关键来看，主要是导致了气机的变化。情志疾病的病机除耗精伤脏以外，气机逆乱亦是最常见的病机之一。气机反应过于强烈，破坏了气机正常的升降出入，使精气血津液的运动代谢失常，进而发生情志病证。七情致病是先伤于气，致人体气机紊乱，尔后产生一系列病变。诸如"怒则气逆，甚则呕血及飧泄""悲则心系急，肺布叶举，而上焦不通，营卫不散，热气在中"。可见，无论哪种情志过用，均始于伤气而终致疾病产生。临床上还常见多种消极的情志日久而产生气机郁滞的病理变化。

气除了通常所说的五大功能外，尚有负载信息、联络调节作用。肝气通于目，肾气通于耳。耳闻目睹由气传达于心，引起情志活动的内外刺激信息（无论是声音还是形色），正是由气的运载传达作用，脏腑才产生了情志体验。这与西医学中激素与神经递质的作用非常接近。

2. 血对情志的作用

血，是循行于脉中而富有营养的红色液态物质，是构成人体和维持人体生命活动的基本物质之一。血对情志的影响，《医学入门》云："有血肉之心，有神明之心，神者，气血所化，生之本也。"这里所要说明的是，"心"之神依赖于心主血脉功能的发挥，脑之神明是所谓"神明之心"，亦依赖于血脉的供养，从而才能"谷入于胃，脉道已通，血气乃行，神乃自生"。情志变化时，肝的藏血功能对调节人体各部分血量分配有重要作用。即机体情绪激动时，肝就把所贮存的血液向机体的外周输布，以供应机体活动的需要；在人体安静、休息或情绪稳定时，由于全身活动量少，机体外周的血液需要量相对减少，则部分血液回流于肝而藏之。如忧思过度伤脾，脾气伤则气虚血少，血少则不能化气生精，激素与单胺类神经递质主要由血液输送。气血相须而行，只有气血调和、运行通畅，该类活性物质方能作用于靶器官从而发挥正常生理效应。因而可以假定，气血是情志活动的物质基础。情志活动依赖于气血的正常运行，也可以影响气血中激素类活动性物质的正常含量及代谢。

岳文浩等通过刺激猫的“怒吼中枢”（growling center）来研究怒伤肝的作用机制。发现肝脏的血流量对肝维持正常的功能起重要作用。肝的血流主要通过神经、激素和自身机制调节。当刺激猫的“怒吼中枢”，神经兴奋，通过释放NE，作用于肝血管膜上NEα受体引起其收缩，从而减少肝动脉及门脉血流量。

三、肝生理特性与情志

（一）喜条达，而恶抑郁

肝属木，喜条达。生理状态下肝气条达，气机舒畅，气血调和，人体脏腑功能活动正常，脏腑机能旺盛是保证情志活动得以正常进行的关键因素。

肝为春，升少阳之气，恶抑郁，易抑郁不畅而致肝气郁结。肝气郁结不仅会影响肝的藏血、藏魂、消化等功能，还会累及全身各脏腑经络，致气机紊乱，百病丛生。

（二）肝气主升，易升发太过

肝为刚脏，具有主升、主动的生理特点，是调畅全身气机，调节情志的一个重要环节，在人体生理、病理状况下均占据重要的作用。

肝为风木之脏，体阴而用阳，具有主升主动的特点。因此病理上，易升动太过而致肝气亢逆。

这种既易升动太过又易郁结不及的双重特性，导致肝疏泄失常的典型病证如PMS患者，在情志改变的病机上往往具有两种趋向：一是疏泄太过肝气亢逆，出现害怕、心悸或心率加快、心神不定等症状；二是疏泄不及肝气郁结，出现疲乏、忧郁、不满意、内疚、纳差等症状。此外，PMS患者还常表现出如紧张、脸发红、出汗等躯体症状，这些症状多由肝疏泄失常、气血津液疏布失调所引起。

四、肝调畅情志的中枢神经生物学机制

近40年来，乔明琦课题组一直对肝的生理病理与情志致病机制进行研究，围绕肝主疏泄开展了近20项国家及省级科研课题，在肝藏象及其动物模型和情志致病机制研究方面取得了一系列成果，并提出“多情交织共同致病，首先伤肝”和“肝主疏泄与调节机体单胺类神经递质和性激素水平有关”两个假说。这些研究不仅可说明肝主疏泄的部分微观机制，还可预测该机制可能与其受体及调节受体的编码蛋白基因有关。同时，也符合情绪心理学有关人们日常体验到的是多种情绪的组合理论，并与脑科学情绪反应复杂性理论相符。初步表明藏象学说由象测脏向阐明脏象内在结构和功能机制发展的可行性，并显示出肝失疏泄与情志致病的初步中枢神经生物学机制。

（一）研究切入点

已有研究显示，情志病证的产生和发展与肝疏泄失常密切相关。现代情绪心理学指出，情绪变化是由于大脑皮层功能改变所致。20世纪80年代中期，乔明琦教授欲从当

时研究热点的“肝郁证”探索肝失疏泄中枢神经生物学机制，以期揭示肝、脑、情志病证三者之间的相关性，但是查阅研究报道后发现两个问题：一是肝郁证的表述含糊不清，如症状有急躁易怒和抑郁寡欢、胀痛走窜与胸闷叹息等并见；二是同一检测指标的变化前后矛盾，如自主神经功能检测有交感神经亢奋和抑制两种结果。文献研究发现，关于肝疏泄失常而出现的肝气太过与不及早有明确论述，肝疏泄失常后不但有肝气郁证，还可见肝气逆证，两证是肝疏泄失常后的两个始发证候，可当时一些研究者却疏忽了文献研究，混淆了前人有关“肝气（肝气逆）和肝郁”的区别。故课题组通过临床流行病学调研和相关血尿指标检测，并建立肝气逆、肝气郁证大鼠模型，开展单胺类神经递质含量变化动态连续检测，提出肝气逆、肝气郁证是肝疏泄失常的两个始发证的结论，以此作为肝失疏泄导致情志病证的研究切入点，为揭示肝疏泄失常现代机制提供实验资料与科学解释。

为进一步深化认识，20 世纪 80 年代末乔明琦团队又以怒诱发的典型病证——经前期综合征为切入点，率先开展了从人群、临床到动物实验的病证结合系列研究。利用流行病学调研方法，摸清 PMS 证候分布规律，建立 PMS 肝气逆、肝气郁病证结合的临床诊断和疗效评价标准，复制该病证结合大鼠、猕猴模型，逐步探察肝主疏泄不同层次机制。

（二）研究结果

结果显示，多种情志刺激交织共同致病首先伤肝，或同时合伤潜病之脏。这一见解可解释病变状态下情志致病方式与伤脏规律，为传统七情学说的发展提供了新的空间和研究方向。肝调畅情志功能是包括下丘脑在内的复杂结构，通过调节单胺类神经递质与激素水平变化而实现的，其内在机制可能与体内 5-HT、DA、NE、E 等神经递质和 E2、孕酮（progesterone，P）、泌乳素（prolactin，PRL）等激素水平异常相关。肝气逆、肝气郁两证组在血清甲状腺素水平、尿儿茶酚胺总量、NE 浓度方面有显著性差异，与正常对照组也存在显著性差异。肝气逆证主要与儿茶酚胺，尤其是 NE 水平升高有关，肝气郁证则主要与血清甲状腺素含量减低有关。

（三）初步结论

探讨肝主疏泄调畅情志功能的中枢神经生物学机制，应采用“人群—动物实验—临床—提出假说—动物实验—临床”的研究思路。所开展的研究工作和取得的结果初步形成以下几个结论：

1. 肝主疏泄调畅情志与中枢密切相关

肝主疏泄，所谓“疏泄”，其中枢神经生物学机制在整体上与调节机体单胺类神经递质和性激素水平有关。具体而言，可能与调节情绪反应的体内 5-HT、DA、NE 和 E2、P、PRL 等激素水平异常相关，表现出多层次、多靶点及多环节的作用特点。①肝气逆证模型大鼠不同脑区 NE、DA、5-HT 含量均有上升趋势；肝气郁证模型大鼠不同脑区 DA 含量呈下降趋势，5-HT 含量显著上升。外周单胺类神经递质变化趋势多与中枢相反。②肝气逆证模型大鼠症状呈现期血清 E2 和 P 含量均呈下降趋势，肝气郁证模型大鼠血清 E2 和 P 含量亦较正常对照组明显降低。中枢内激素变化与血清中相反。③肝气逆证猕猴模型 5-HT 含量与愤怒情绪呈非典型负相关，随 5-HT 含量增加，愤怒情绪积分呈下降趋势，但当 5-HT 含量上升到一定程度时，愤怒情绪积分反而上升。P 含量增加，愤怒情绪积分呈下降趋势，前期下降较快，后期下降较慢。④对肝气逆证5-HT、E2、P 的受体基因表达，在中枢不同脑区 mRNA 水平上的变化检测结果为：在下丘脑中，E2 受体基因表达在 mRNA 水平上的变化不明显（$P>0.05$），5-HT1A 受体的基因表达在 mRNA 水平上有显著性降低（$P<0.01$），p 受体的基因表达在 mRNA 水平上也有明显的降低（$P<0.01$），在边缘叶中，E2 受体的基因表达在 mRNA 水平上有降低的趋势（$P<0.01$），5-HT 1A 受体的基因表达在 mRNA 水平略有降低（$P>0.05$），无统计学意义，P 受体的基因表达在 mRNA 水平的变化略有升高，但不明显（$P>0.05$），亦无统计学意义。⑤肝失疏泄作用的脑区涉及额叶、枕叶、岛叶、边缘叶、基底核、扣带回、下丘脑（包括不同核团）、脑桥的蓝斑、延髓网状结构、延髓网状结构的腹外侧部分、低位脑干近中线区的中缝核内、杏仁核等。

2. 提出了新概念和新假说

提出了肝气逆、肝气郁两证证候新概念和“气血潜在不畅”病因新概念，可为探索肝疏泄失常发病条件指明途径。提出了“肝主疏泄与调节机体单胺类神经递质和性激素水平有关”新假说，为阐述肝主疏泄微观机制提供了科学依据。提出了“多情交织共同致病首先伤肝”科学假说，为研究情志致病方式和伤脏规律提供了理论先导。构筑了中医情志学学科理论框架，为学科建立和发展勾画了基本轮廓。

3. 情志异常所致的行为改变与“肝”密切相关

综合前期研究提出的相关科学假说及动物实验观测到的模型动物宏微观指标变化特点，认为：“肝主疏泄”可能与降低下丘脑、边缘叶 NA、DA、5-HT 水平，改善“疏泄太过”所致烦躁易怒状态；以及提升下丘脑、边缘叶 DA 水平，降低 5-HT 水平，改善“疏泄不及”所致抑郁萎靡状态有密切关系，其可能定位为脑中枢。以上研究有其科学基础，是以病证结合动物模型为载体，以模型动物宏微观指标为对象，研究与情志异常有关的“肝主疏泄”生理机制及“肝失疏泄”病理机制。从而可以认为肝主疏泄，调畅情志是通过对神经、内分泌系统的整体调控作用实现的。

专栏四 肝与情绪的现代研究

“怒伤肝”的研究

怒为肝志，暴怒或经常性郁怒会内损于肝，致气血失和，变生诸证。现代研究证实了肝与怒的这种病理联系。郭蕾用“夹尾激怒”的造模方法进行了实验研究，观察盛怒大鼠的病理变化，发现造模组肝血流量明显大于对照组。研究认为这是在盛怒的应激状态下，血液回流肝脏，由肝发挥调节血量的功能。将血流量重新调整，以保证重要器官心脑肾组织灌流的表现。并观察到造模组心、肝组织中过氧化脂质（lipid peroxides，LPO）（LPO 可使肝细胞发生脂肪变性和坏死，同时可引起肝功能的障碍）含量显著高于对照组，而脑、肾组织中含量无明显差异。因此得出结论：盛怒对心、肝有特异性致病作用，从而验证了“怒伤肝”理论的科学性。吕志平用“郁怒”大鼠模型，观察其病理变化，结果显示：模型大鼠过氧化作用增强、清除自由基能力下降、肝细胞受损。由此推断，脂质过氧化增强。肝细胞结构和功能的改变可能是“肝郁证”的重要病理基础之一。王朝勋等用电刺激豚鼠的方法进行“怒伤肝”实验研究，指出暴怒时豚鼠交感—肾上腺髓质系统的兴奋可使肝血流量减少，肝脏微循环及肝细胞缺血、缺氧加重，当应激性激素释放增加，可导致肝糖原耗竭，蛋白储存下降，肝脏难以适应这种强烈的应激性消耗而导致肝功能失去代偿，发生肝脏疾病。

第三节　情志的神经生物学机制

已有研究表明，情志是人脑的功能，是客观现实在人脑中的主观映像。情志活动虽有五脏神的主持，但其表现均为脑主元神、总众神的结果。脑为思维器官，当外界精神刺激通过各种感觉器官传入人体时，首先到脑，再由脑神根据刺激的种类，分属于具体主司的脏来加以表现。如令人发怒的精神刺激作用于人体时，通过眼或耳等感觉器官入脑，再由脑分属于肝，于是肝做出相应的反应：“怒则气上”，表现为面红目赤，气粗声高。

一、中医学对情志与脑的认识

（一）对脑构成的认识

早在《内经》时代，中医学对脑的形态、特性及功能均有详尽的记载。如《灵枢·经脉》曰：“人始生，先成精，精成而脑髓生。”认为脑髓由先天之精化生。同时《灵枢·大惑论》曰：“五脏六腑之精气……裹撷筋、骨、血气之精而与脉并为系，上属于脑。”指出头脑生长发育及发挥正常的功能，必须有后天之气的不断濡养。

随着临床实践的不断进展，医家们对脑与神明的认识不断深化，如孙思邈在《备急千金要方》中云：“头者，身之元首，人神之所注。气血精明，三百六十五络皆上归于头。头者，诸阳之会也。故头病必宜审之，灸其穴不得乱，灸过多伤神。”指出头是人体最重要的器官，是神志汇聚之处。隋代医家杨上善的《黄帝内经太素》云：“头者，心神所居。”说明神虽统于心而居于脑。

到明清时期，许多医家则更加清楚地认识到人的神志活动是人脑所使，脑为神志活动的重要器官。如明代医家李梴在《医学入门·脏腑》中说；“心者，一身之主，君主之官。有血肉之心，形如未开莲花，居肺下肝上是也；有神明之心，神者，气血所化，生之本也，万物由之盛长，不着色象，谓有何有，谓无复存，主宰万事万物，虚灵不昧者是也，然形神亦恒相同。”指出《内经》中“心”有二：一是藏于胸中，推动血液运行的“血肉之心”；二是主宰人体生命活动的“神明之心”。他虽没有指出“神明之心”为何，但却阐明了绝不是居于胸中的“血肉之心”。这奠定了“脑主神明”的理论基础。

（二）脑的病变

《内经》还从脑的生理、病理方面提出了一些论述。如《灵枢·海论》云："脑为髓之海……髓海有余，则轻劲多力，自过其度，髓海不足，则脑转耳鸣，胫酸眩冒，目无所见，懈怠安卧。"《灵枢·口问》云："脑为之不满，耳为之苦鸣，头为之苦倾，目为之眩。"

清代医家王清任在《医林改错》中说："灵机、记性不在心，在脑者……灵机记性在脑者，因饮食生气血。长肌肉，精汁之清者，化而为髓，由脊骨上行入脑，名曰脑髓。两耳通脑，所听之声归于脑，两目系如线长于脑，所见之物归脑，鼻通于脑，所闻香臭归于脑，小儿周岁脑渐生，舌能言一二字。"明代医家金正希在《尚志堂文集·见闻录》中载："人之记性皆在脑中。小儿善忘者，脑未满也；老人健忘者，脑渐空也。凡是一形，必有一形影留于脑中。人每记忆往事，必闭目上瞪而思索之，此即凝神于脑之意也。"可见，后世医家对脑的认识更加具体生动。

（三）情志与脑

由于古人受社会历史条件的限制，不能通过实验直接观察脑的功能，感到脑功能的神奇之处，而将其列入奇恒之腑，又在五行理论影响下，将脑的功能分散入五脏之中，认为人类的情志是五脏功能盛衰的表现。虽然在脏腑方面各有所主，但最根本的物质基础和控制中枢也是在脑髓，已把听觉、视觉和精神状态的病理变化与脑联系起来。如《素问·灵兰秘典论》中以古代朝廷官职模式提出了脏腑的相互关系，认为心是君主之官。王新陆在深入研究《内经》时代的文化背景后，指出《说文解字》中"官吏侍君也"，君主不能称官，《五行大论》中"主首治官，皇帝治官"。根据当时的吏治，最高统治者是周天子，所有下面的国家国王都叫君主，从这方面看，当时君主不是最高统治者，因此心不应是五脏六腑之主，更非人一身之主。《内经》中还提到"主不明则十二官危"，从这里可以看出"主"不应该包括在"十二官之中"，也就是说"主"不应该是"心"，而应该是"脑"。故进一步指出脑在诸脏腑中的位置当是"脑者，天子也，安天下而帅百官；心者君主之官，从一人而控群臣；肺者相傅之官，治节出焉"，突出了脑的统帅位置，发展了中医脑科学。张俊龙通过对比分析心、脑在人体生命活动中的作用，指出情志与脑的关系最为密切，这是因为：①脑位于头而像天，故天御五行，脑御五脏，主五脏之神而统生五志。②人体的七窍感知如目之视觉、耳之听觉、鼻之嗅觉、舌之味觉均由脑主司，正如《翠虚篇》所言："人有七窍权归脑。"躯体感觉包括皮肤的触觉、温觉、痛觉和机体觉的渴觉、饿觉，由魂魄主司，而魂魄又受脑髓志意的调节，故脑主感知。从而确立了脑为至尊，主司感知、元神、总众神的中医脑主元神论。

综上所述，在先秦时期，古人就已认识到脑的大体结构和脑主思维的功能，在后来的学术发展中，学者们进一步认识到大脑决定着人的精神意识和思维活动，是人体最重要的器官，并形成了"脑主神明"的学术流派。

二、现代医学对情绪中枢生物学的认识

认识中医情志生理可以借鉴现代心理学在生理学方面的研究基础。西医学认为脑属于神经系统，人脑是由数以亿计的神经元和1014以上的突触组成，每一个神经细胞的细胞体都有分析、综合和发出指令的能力，堪称人体内结构和功能最为复杂的组织。数以亿计的神经细胞通过胞突和末梢有机联系起来，从而使人类的脑出现了精神意识和逻辑思维的能力。脑是调控各系统、器官功能的中枢，参与学习、记忆、综合分析、意识等高级神经活动。情绪是人脑的高级功能，是人类适应生存的第一心理工具。它具有组织、调节和动机的功能，是个性的核心内容，也是控制心理病理的关键成分。因此，对情绪发生、发展脑机制规律的揭示有利于促进个体智力的发展、身心的健康，形成良好的个性。

现代情志生理学的研究表明，脑的许多部位在情志诸成分中起着不同的作用。已有研究成果表明，情绪的大脑机制主要是前额叶皮层和边缘系统，说明情绪与旧皮层和新皮层都有着广泛的联系。情绪的大脑机制在两个大脑半球的功能也是不一致的，积极情绪和消极情绪有不同的脑区。左前额皮层与积极感情有关，右前额皮层与消极感情有关。前额皮层和杏仁核激活的不对称性是情绪个体差异的生理基础。海马在情绪的背景调节中起着重要作用。科学家曾用损伤、刺激、脑电记录和脑成像等方法寻找负性情绪的脑区和神经通路，虽然未能精确定位，但发现杏仁核、额叶和基底神经节对情绪的加工、控制具有重要作用，包括前额皮层、杏仁核、海马、前部扣带回、腹侧纹状体等。它们整合加工情绪信息，产生情绪行为。

（一）情绪与脑中枢神经系统

1. 大脑皮层，情绪的整合中枢

人类的大量情绪是在大脑皮层的控制和调节下产生的，对情绪的调节不发生在大脑皮层的某一个区域，而是不同区域协同活动的结果。Phillips等运用fMRI技术，以恐惧和厌恶的面部照片作为实验材料，探讨了大脑在加工不同强度的面部照片时的激活模式。结果发现在加工不同强度的面部表情时，大脑皮层的激活模式有所不同。与中性的面部表情相比，尤其在加工150%的厌恶表情时，包括左侧额叶内侧皮层（BA32）、双侧前脑岛、右侧扣带后回（BA23）、右侧前额叶皮层的背外侧（BA46）、右侧丘脑、左侧颞上回皮层（BA22）、右侧颞中回皮层（BA21）等在内的大量脑区都出现了选择性激活。同时相对于75%的厌恶表情，150%的厌恶表情显著激活了右侧脑岛后部和左侧纹状区周围的皮层（BA18）。

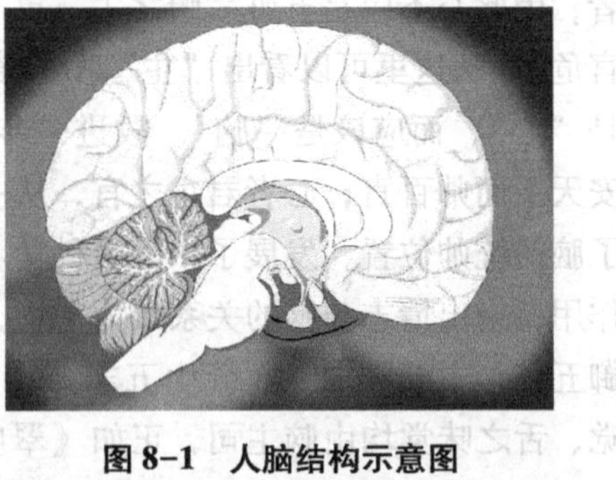

图8-1 人脑结构示意图

藉此可知情绪与脑密切相关的位置及结构

2. 前额叶皮质，调控保障中枢

前额皮层是发动调控和维系情绪、认知、感觉和运动等多级协调体系的最高级中枢，主要通过背外侧部、腹内侧部和眶部来执行和发挥不同的作用，有情绪偏侧化效应，左侧与积极情绪有关，右侧与负性情绪有关。

额叶皮质—边缘系统的联结对情绪的调节尤其重要，主要有两条相互独立而平行的通路，即“额叶内侧—扣带回—海马”和“眶回—额叶—颞叶—杏仁核”通路。

3. 杏仁核，情绪的反应中枢

杏仁核对知觉、产生消极感情和联想厌恶学习很重要。Maclean 曾提出，一切内感受器及外感受系统都可能通过海马回和海马发生联系，这些信息经海马综合后，通过杏仁核及其他核团经丘脑投射到扣带回，再进入边缘叶而后形成情感。早期开展的电刺激或损毁实验动物杏仁核的行为学提示，杏仁核，特别是杏仁核腹外侧复合体在情绪影响、记忆巩固的过程中可能发挥着重要作用。杏仁核是位于颞叶深部的一个果核样神经核群，大约由 13 个核团组成，根据神经元细胞结构、组化性质和神经联系的不同，可分为三个主要核群（杏仁核腹外侧核群，又称杏仁核腹外侧复合体；杏仁核皮质样核群；杏仁核中央内侧核群）和一些单独的、难以归类的核团。杏仁核的神经联系非常丰富，它接收来自所有感觉通道的传入信息，并且来自各种感觉通道的信息在不同处理水平均有整合；而杏仁核与内侧颞叶的长时记忆系统，包括旁内嗅皮质、内嗅皮质、海马旁回及海马间也存在丰富的交互神经联系。感觉信息输入加上来自内侧颞叶记忆系统信息输入，使杏仁核成为一个整合当前感觉信息与记忆中过去体验的理想位点。杏仁核的输出神经通路也相当广泛，到达的结构包括脑皮质、下丘脑及众多脑干结构。其中，杏仁核腹外侧复合体有大量输出神经通路终止于内侧颞叶记忆系统（旁内嗅皮质、海马结构）和 NAcc。上述神经解剖学的特征使杏仁核参与情绪调节和记忆巩固的过程成为可能。

杏仁核传入、传出纤维都较复杂，视、听、嗅和躯体感觉可通过皮质和皮质下结构传入，如前额叶、岛叶、内脏敏感区等；传出纤维主要有内侧核群发出的终纹，可投射到内侧下丘脑，基底外侧核发出的纤维可投射到皮质、纹状体、NAcc、下丘脑等。刺激杏仁核可产生恐惧的感觉，杏仁核损伤后的患者对恐惧、愤怒等识别有困难，这表明杏仁核参与了负性情绪的加工。

4. 海马，在情绪行为的背景调节中起关键作用

海马是大脑中有高密度葡萄糖皮质激素类受体的部位，在情绪调节中很重要。动物研究证明，葡萄糖皮质激素类受体对海马神经元有巨大影响。研究者报道，在创伤后的应激障碍和抑郁患者中，海马体积显著减小。这很可能是过度高水平皮质醇引起海马细胞死亡，导致海马萎缩。Rusch 等研究表明，在控制组和抑郁被试中，右海马和总海马体积与特质焦虑呈正相关。海马结构可以接受来自内嗅区、NAcc、扣带回、灰被、下丘脑、丘脑前核、中缝核、蓝斑、脑干网状结构等纤维传入，传出主要是经穹窿到乳头体，与许多皮质区和皮质下中枢发生联系。近来有研究认为海马在情绪行为的背景调节中起着关键作用，损伤后会在不适当的背景中表现出情绪行为，且其体积与特质焦虑等负性情绪呈正相关。

5. 扣带回

扣带回通过丘脑前核群接受许多皮质区的纤维传入，传出纤维可投射到海马、杏仁核、NAcc、丘脑前核及前额叶皮质区等，投射到脑干的纤维可达上丘脑、中脑中央灰质、蓝斑、中脑被盖等。通过海马和穹窿影响下丘脑，下丘脑则通过乳头丘脑束和前脑前核影响扣带回。临床发现，切除前扣带回的患者失去恐惧情绪，在社会活动中变得冷漠无情。高焦虑者借助框架效应的神经环路（杏仁核（情绪系统）-腹内侧前额叶（整合信息）-背侧前扣带回（分析系统））对风险信息进行评估，其中评估的脑网络主要由腹内侧前额叶、腹侧纹状体、前脑岛与前扣带回等构成，而对评估的结果产生损失反感的神经环路由杏仁核、前扣带回与前脑岛间的功能连接构成。

6. 下丘脑，情绪的躯体反应和内脏反应的整合部位

下丘脑（hypothalamus），是情绪的躯体反应和内脏反应的整合部位，位于第三脑室下部，视交叉后部，脑垂体上首。下丘脑体积不大，但结构复杂，功能重要。它包括四个区域，即前区、外侧区、内侧区和后区，以及许多神经核团。下丘脑与中枢神经系统有着广泛的神经联系，也与 ANS 关系密切，因而直接控制着脑垂体及整个内分泌系统。许多研究已经确证了下丘脑在情绪形成中的重要作用。下丘脑的一些核团已被认为是在许多不同种类的情绪性和动机性行为中占主要作用。实验表明，下丘脑内存在防御反应区，位于近中线的腹内侧区，电刺激该区可出现防御行为；电刺激下丘脑外侧区可导致动物出现攻击厮杀行为；电刺激下丘脑背侧区则出现逃避性行为。

背部下丘脑是整合怒模式的关键部位，如受到损伤，被试只能表现出一些片断的怒反应，而不是协调的怒模式；如果下丘脑未被破坏，在它上部的脑组织无论去掉多少，被试仍然能表现有组织的怒模式，甚至将下丘脑以上的脑全部去掉，仍能得到这些行为模式。从外周和内脏传入的感觉冲动，由侧支纤维进入脑干网状结构，并经下丘脑整合与扩散，兴奋间脑的觉醒中枢，激活大脑皮层。

机体面对压力时会产生相应的认知和情绪反应，也会不自觉使用情绪调节策略来缓解情绪，而这都伴随着大脑相关脑区的激活，特定区域的激活会刺激 HPA 轴的皮质醇分泌，进而降低因压力产生的负性情绪。

7. 额叶和基底神经节，运动—执行系统的成分

额叶和基底神经节是运动—执行系统的成分。基底神经节接受来自杏仁核、海马等边缘系统结构传入的信息，并且投射到运动系统的皮层、皮层下和脑干等成分。临床发现，基底神经节退化的患者进行自发的面部情绪表情的倾向很少，与人交往时用言语和表情沟通感情也很困难。神经心理学研究证实，额叶损伤的患者在有意产生面部情绪表情和对情绪刺激发生反应时，有很大的困难。

8. 边缘系统中其他重要核团

海马在情绪行为中的作用十分复杂，当海马受损时，动物的愤怒、焦虑情绪剧减，且欢快、愉悦情绪也消失；隔区目前被认为是抑制情绪行为的结构，损毁隔区意味着解除其抑制作用，从而表现出极其夸张的情绪状态，变得异常凶野；扣带回也与情绪反应密切相关，但不同的研究得出的结果并不一致。有的研究表明，损伤扣带回的猴子丧失了明显的情绪反应。也有研究表明，扣带回切除后导致动物愤怒与恐惧增加。有关海马、隔区、扣带回等结构在情绪调节中的地位和作用的研究还不够深入，仅止于通过临床切除或损毁观察动物外在情绪反应，而对其作用机制和神经环路尚不明确。

伏隔核（nucleus accumbens，NAcc）位于前脑皮层下的前部，包含着DA和类鸦片传递系统，因而具有诱导积极情绪的作用。DA是“脑的愉快神经递质”。因此，这个部位经常被脑神经科学家认为是奖励和愉快系统的一般流通渠道，被称为“正性奖励的感情通道”。采用药物或药物成瘾的研究都支持中脑边缘系统起着产生积极情绪的刺激作用。大脑成像研究发现在NAcc的脑活动与DA水平和自我报告的积极情感之间有积极关系，这表明NAcc与积极情绪之间关系密切。

（二）情绪与外周神经系统

1. 自主神经系统（ANS）

情绪过程不同于其他的心理过程，其主要表现为，在情绪活动过程中，总伴随着一系列的生理变化。也就是说，当某种情绪产生时，将引起ANS的反应。ANS包括交感神经系统和副交感神经系统，一般而言，交感神经系统引起兴奋活动，副交感神经系统引起抑制活动。在情绪活动时，交感神经系统开始活动，这时E和NE分泌增多，心血管系统会发生一系列变化，如心率加快、血压升高、机体处于唤醒状态。同时，为了获得更多的氧，呼吸会加快，肝脏也会输出更多的糖进入血液。为了把血液输送给大脑和骨骼肌，消化系统的供给减缓，瞳孔扩大，唾液的分泌活动受到抑制。这一切都说明E和NE为人们的激情提供了生理的燃料。在情绪活动后，副交感神经系统恢复活动，使身体状况恢复到情绪发动前的平静状态。心率平缓，血压降低，瞳孔收缩，呼吸减缓，唾液再次分泌，消化系统恢复正常功能，能量供给也处于正常水平。血管中的E和NE的水平降低，情绪的强度也随之逐渐下降。

2. 躯体神经系统

情绪过程与其他心理过程不一样，表现在情绪活动过程中伴随着一定的外部行为表现，即表达情绪状态的面部表情、姿态表情和声调表情，这些都是由躯体神经系统所支配的随意运动。躯体神经系统是由感觉神经和运动神经所形成的神经回路为基础的生理反馈系统，它支配和调节着人体骨骼肌系统的活动。这种调节具有随意性和指向性，是一种有意识、有目的的活动。躯体神经支配人的各种表情行为，是这些表情活动的生理基础。人的面部表情是在生物长期进化过程中逐渐形成的，伴随着人的面部骨骼肌系统高度的精细化，神经系统也得到高度发展，相应的大脑皮层的结构和功能也高度分化，从而使人的面部能呈现各式各样的面部肌肉活动模式。艾克曼把人的面部分为额—眉区，眼—睑区，鼻颊—口唇三个部位，通过刺激面部一块块肌肉组织引起反应，用照相和录像记录的方法确定了愉快、惊奇、厌恶、愤怒、恐惧和悲伤等六种情绪的面部肌肉运动的组合模式。这说明躯体神经系统是人的面部表情活动的生理基础之一。

（三）情绪与神经内分泌系统

情绪与神经内分泌具有复杂的关系。以下简要论析，情绪与单胺类神经递质、神经类固醇激素和情绪活动的重要关系。

1. 单胺类神经递质

单胺类神经递质现代研究主要集中在海马、下丘脑、前额叶皮质、脑脊液及全脑出现单胺类神经递质 5-HT、DA、NE 及其代谢产物显著改变的区域。例如，学生考试和运动员临赛前的紧张情绪，常常增强了肾上腺的活动，促进肾上腺的分泌，从而引起血糖提高，加强交感神经的活动，并引起一系列的机体变化。实验证明，焦虑不安者血液中 E 增多，愤怒者血液中 NE 增多。动物实验证明，给动物注射或口服 E，会引起动物呼吸急促，血压、血糖升高，血管舒张，容易发怒；如果 E 分泌不足，会使动物肌肉无力、精神不振等。

2. 神经类固醇

在脑内合成的中枢源性类固醇和经血脑屏障进入神经系统发挥作用的外周类固醇及其代谢衍生物称为神经类固醇。神经类固醇主要包括 P、脱氢表雄酮及其硫酸酯衍生物、雌激素、糖皮质激素和睾酮等。神经类固醇参与焦虑、抑郁等应激情绪反应的调控，也参与学习记忆、惊厥、睡眠、进食、神经再生和生物昼夜节律等的调节。

第四节　情志对生命活动的意义

人的情志活动是包含心理与生理两方面内容的复杂反应。它不仅可由外界精神刺激与内在生理变化所引起，同时，尚对人的心理与生理活动产生明显的影响，从而在一定程度上影响着人的生命过程。情绪已处于生命的前沿地位。

一、情志协调心神“任物”

心神对事物的理解和把握是在良好的情志背景下进行的。人们日常都体会到：在良好的情绪状态下工作，思路开阔、思维敏捷、解决问题迅速得当；而情绪忧郁沉闷时则思路阻塞、动作迟缓。突然出现的强烈情志反应如大怒、狂喜等则会干扰甚至中断正常的思维活动。故《灵枢·本神》云：“是故怵惕思虑者则伤神，神伤则恐惧，流淫而不止。”表明惊恐过度，心神的思维活动无法进行。清代石寿棠更进一步指出：“更有七情伤神之辈，为害尤甚。尝见情志怫郁，悲忧思虑过度，心阳郁结……多怒多烦。”正是考虑到情志与心神的密切关系，才常把情志过激和精神刺激联系在一起，共同作为精神致病的因素看待。

二、表情协助人们适应环境

表情是情绪所独有的一种表现形式，具有对环境的适应价值。根据世界卫生组织对健康的新定义：“健康不仅指身体无病，还要有良好的心理状态与对环境的良好适应。”

表情对人们保持身心健康与适应环境方面具有特殊意义。

首先，表情宣泄能维持心理平衡。表情者，情之表，情之使然，使人内心体验到的喜怒哀乐自然地表达于外表，从而维持着心理的平衡。如心中悲苦而强装笑，会造成心理压抑，久则变生诸疾，甚则殒命。宋代大诗人陆游的结发妻子被迫离婚再嫁后，“怕人寻问，咽泪装欢”，不久即忧郁而死，可视为典型的例证。清代医家王燕昌认为“伶俐弟子，授谨严师；敏慧童妇，归奉恶姑，责日甚，则变为痴呆”，表明喜怒乐之情能表达时对身心发展的巨大影响。

其次，表情沟通感情，有助于适应环境。人们之间的交往沟通不仅靠语言，而且依赖非语言的表情去实现。在不熟悉的环境中，人们通过对方的面部表情和语调表情，能够灵敏的感觉出对方的态度是冷淡还是热情，从而调整行动去迅速适应环境。阐明表情的这一作用，引起大家对表情的重视，有助于人们更好地适应环境，保护身心健康。

另外，表情尚具有诊断和治疗价值。在情志病证中，情志异常多伴随相应的特定表情。以往工作中发现，肝疏泄失常产生的肝气亢逆与肝气郁结两证，可见相应的急躁与抑郁两种表情。表情变化可影响情绪体验和脏腑气血活动。“笑一笑十年少，恼一恼老一老”等名言是对表情影响健康状况的总结，表明运用适当的表情有助于病情的恢复。

三、情志正常活动有益于五脏和气血通畅

情志的正常活动有赖于肝气调畅与脏腑协调，同时情志反应正常亦有益于五脏和气血通畅，尤其以喜悦情绪对机体功能的良好作用更为明显。心情舒畅肢体轻松，气血通畅，皮肤腠理疏通润泽。反之，如情志刺激强烈，则可扰动气血损伤脏腑。这也反证情志活动的正常对脏腑气血的通畅有稳定与保持作用。

四、情志正常活动有助于性功能的正常发挥

肝调畅情志，肝的疏泄功能尚与男子排精、女子排卵有关。情志活动与性功能有生理上的内在联系。所谓“男女之合，二情交畅”，性交过程亦是以欲起情，以情悦欲的过程。因此，情志与性功能的关系又是心理与生理相互影响、互相作用的过程。良好的心情是性功能正常发挥的重要条件。因此，情志活动正常，有助于性功能的正常；反之，心情不畅，情志抑郁或急怒，都可不同程度地影响性功能，出现性欲低下，性高潮缺乏等，并很容易引起肝疏泄功能方面的改变，导致肝疏泄失常的一系列病证。另一方面，性功能障碍在一定条件下也会出现情志活动的改变。性科学大量资料显示：性功能障碍半数以上是由精神因素，如心情紧张、压抑、不快所引起。显然，在情志与肝脏关系中，情志对性功能的重要影响是不可忽视的一个方面。

总结与思考

提高人们对情志的认识，揭示情志产生的心理机制是科学研究的使命。本章首先就《内经》中情志与脏腑关系的两种模式观（五脏五志观、心主五志观）做了详细的论述，指出七情机械的分属于五脏与生活实际相脱节，不符合人的真实情绪状态。故而提

出“多情交织共同致病，首先伤肝”假说。

进一步分析了肝的生理病理特征，以及脑在情绪中的重要作用，指出因为肝主疏泄与情志关系密切，情志变化可引起大脑皮层功能改变，故而情绪、肝、脑在本质上存在着联系。

有关情志的生理基础研究，现代心理学借鉴分子生物学技术在此方面取得了很大进展。中医古文献针对情志病证的论述在理、法、方、药方面亦十分丰富。如何将现代研究成果与古代文献资料相结合，实现中医情志病证由现象描述向本质阐释的飞跃？山东中医药大学情志病证研究科研创新团队课题组开展了与情志病证密切相关的肝主疏泄的中枢生物学机制研究，并取得了初步研究成果，显示肝主疏泄调畅情志是通过对神经、内分泌系统的整体调控作用实现的。但中枢神经递质、神经类固醇及与它们合成和代谢有关的酶的含量、关键基因多态性、脑功能活动状态之间错综复杂的关系是什么？它们又是怎样相互影响、相互作用而实现肝主疏泄的功能？这是需要进一步深入研究的内容。

第九章 情志病理

内容提要

病理，是生理的改变。继上一章情志生理之后，本章情志病理顺理成章成为学习研讨的重点内容。

病理，简称为疾病发生发展的过程和机理；具体指疾病发生的原因、疾病发生发展过程中细胞、组织和器官的结构、功能和代谢方面的改变及其机制。情志病理，则是指情志致病原因与条件、发病方式及其机制，疾病过程中病机演变与病理变化。为清晰展示情志病理过程及其表现，本章将首先论述情志致病的病因，进而分析情志致病病因如何作用于机体导致情志致病发病，其后分析发病病机的演变与病理变化。由此指导学习者理解本章思想脉络，进而较快掌握本章内容要点。

引言

假设你是一个有着幸福家庭的青年女性，丈夫体贴，职业及工作表现也令人羡慕。由于工作繁忙，你最近感到一阵阵心烦，不能控制，甚则稍不留意即无端发火，或无端哭泣，睡眠多梦，晨起头昏脑涨，以往一向准时的月经也提前了。经按“神经衰弱”和“月经失调”治疗，病情略有好转，但情绪尚未恢复正常。

如何认识这一现象？它是由什么原因所引起的？又是如何发生的？体内有哪些改变？这些都是令学习者和研究人员感兴趣的问题，也是这一章将要探讨的主要问题。

第一节 情志刺激致病病因

一、病因与情志致病病因概念及定义

病因，指导致疾病发生的原因和条件。

情志刺激系指足以引起机体心理和生理功能改变进而发病的异常情志反应。情志刺激分为外源性和内源性两类：情志反应有外界因素，可察觉可追溯者为外源性；情志起伏变化难以自控而无明显外界事件可追溯者属内源性。正是该类情志刺激触发病证的发生。引入刺激概念，为情志致病量化研究提供概念上的依据。

情志致病病因是一复杂概念。它既包括引发情志病证的原因，还包括引发情志病证

的条件，同时还需涵盖七情内伤的含义。

（一）七情内伤概念及定义

情志致病病因，中医学一般称为七情内伤或曰内伤七情，其定义一般为：当七情活动过强或过于持久，超出了机体的耐受，引起脏腑气血功能紊乱而发病则称为七情内伤。

七情内伤或曰内伤七情这一概念及其定义存在两方面的缺陷：一概念缺陷，情志致病并非仅限于喜怒忧思悲恐惊七种情志；二定义缺陷，仅指出七情本身活动（反应）太过或不及对机体功能影响而致病。

（二）情志致病病因概念及定义

1. 内涵和外延

情志致病病因，是指各种导致情志病证发生的原因和条件。

其中，原因主要是指由个体内外环境变化形成并导致疾病发生的情志刺激；条件主要是指情志刺激致病时不可缺少的相关因素。相关因素主要包括与情志致病相关的个体内外环境变化，如外界社会环境中的“生活事件”，个体自身的认知评价以及心理特点及生理状况等。

情志致病病因概念的外延，即定义中指明的情志致病病因包含原因与条件两个方面，旨在揭示反映情志致病的实际状况；同时，与现代有关疾病病因复杂网络学说相一致。情志致病不仅限于情志刺激本身，而且与生活事件和心理差异等密切相关。

2. 逻辑关系

为反映当今研究的进展和新认识，提出情志致病病因这一能够涵盖所有致病情志（包括内伤七情）的概念。在概念逻辑关系上，如同情志和七情的关系，情志致病病因与七情内伤是上下位关系（又称主从关系），前者是后者的上位概念，包含后者；后者则是前者的下位概念，包含于前者之中。明确情志致病病因概念外延及其与内伤七情两个概念之间的关系，可避免理解和应用上的逻辑错误。

二、情志刺激与其条件因素

依据上述情志病因概念，可将其分为情志刺激以及引发情志刺激的内外因素。

可采用情志刺激致病四段式模式假说来概括其内涵要点：生活事件是引发情志刺激的始发因素；个体心理、生理特点是形成情志刺激的关键；体内激素和神经递质相关活性物质的含量和功能改变是情志刺激导致脏腑气机紊乱而致病的主要微观机制；个体个性特征是情志刺激致病产生何种病证的重要影响因素。

（一）情志刺激

情志刺激是导致情志病证发生的原因，情志刺激的强度是发病与否的关键。一般而言，只有在强度上超过了机体耐受程度的情志刺激才有可能致病。

情志作为一种心理活动，是人对客观现实是否符合个体需要的态度体验。因此，情志活动由外界刺激所引起，外界刺激是情志活动的根源，也是情志致病的真正始因。在情志病证的发生过程中，引起情志刺激的社会事件和自然事件称为情志病证始发因素，简称始发因素。始发因素不直接引起情志病证，但能够引起情志刺激，导致情志异常进而引起情志病证。

（二）条件因素

形成情志刺激的条件因素包括外界因素、自身因素和其他因素。

1. 外界因素

外界刺激是情志活动的根源，也是情志致病的真正始因。引发情志刺激的外界因素主要包括自然因素和社会因素两个方面。

（1）自然因素

中医学认为，人与自然界相通应，自然界的一切变化影响着人体的各种生理病理变化，同样也影响着人们的情志活动。自然环境主要包括季节气候、昼夜晨昏和地域变更对情志活动产生的明显影响。

①季节气候因素　季节气候因素对人体的情志活动产生着重要影响。如秋季是抑郁症的高发期，这个时期高发的抑郁症在临床上称为“秋季抑郁症”。造成秋季抑郁症的原因主要是秋季阳光照射少，人体的生物钟不适应日照时间缩短的变化，导致生理节律紊乱和内分泌失调，因而出现了情绪与精神状态的紊乱。在气候因素中温度对人的情绪影响最大，气压也能影响人的情绪。风对人的情绪也有很大的影响，干热风使人反应迟钝，遇事犹豫不决，解决问题的能力降低；大风天气常使人出现头痛、心慌、胸闷、四肢无力等症状，同时也使人心烦意乱。

②昼夜晨昏因素　病例报告显示，反应性忧郁症患者在夕阳落山、黄昏笼罩、夜幕将至时忧郁加重，感到悲观绝望。现代医学研究表明，人的大脑中的自然电磁压力在满月时会发生变化。对月亮敏感的人，大脑右半球的电磁压力在满月时增加，其后果是导致情绪不稳定，容易激动。

③地域环境因素　有关地域因素与情志病证、情绪障碍关系的研究资料目前尚未见报道。但广东一带的“恐缩症”和云南基诺族地区“精神分裂症”高发现象具有较典型的启示意义。地域因素的影响是不容忽视的重要因素之一。地域闭塞及高山环境在其中的作用应值得研究。

④其他异常因素　太阳黑子活跃、自然灾害等异常的自然因素也是导致情绪异常的重要因素。地震、洪水、大旱等自然灾害对人类的心理刺激是医学心理学所公认的。大地震前不安的征兆，洪水即将来临的威胁，以及灾害过后惨不忍睹的景象等都对人们的心理产生巨大的创伤，也对人们的情志活动产生巨大的影响。

（2）社会因素

人具有自然属性，也具有社会属性。社会政治、经济、文化、教育、道德、法律、民俗等对人的情志都可产生影响。社会纷乱、战争创伤、经济危机、工作学习不顺心、人际关系不和谐、下岗失业、婚恋纠葛、生离死别等均可引起强烈的情志变化。

①家庭生活方面　家庭生活方面主要包括家庭成员关系、家庭经济状况、居住环境等。家庭生活是引起情志波动的重要原因。家庭成员的关系如何，直接反映出家庭成员之间相互联系的紧密程度、影响程度、家庭的稳固程度、各项家庭职能的履行程度，以及家庭生活质量等诸多方面，并以不同的方式对情志产生影响。配偶之间、父母子女之间是家庭关系的主要内容。家庭经济状况是引起情志异常的重要原因之一。居住环境主要是指人们的家庭居住条件。

②工作、学习方面　工作关系是人际关系的主要组成部分，是引起情志异常的主要根源。工作不如意、同事关系不合、上下级关系紧张等是引发情志异常中最常见的一大类因素。工作性质方面，重复性的事务、随时学习新事物、突发状况层出不穷等容易引起情志异常。工作、学习环境的情况较为复杂，涉及工作种类、劳动强度、技术高低、工作处所的音响、气味，以及工作者对工作的满意程度等。单调、重复性的工作，嘈杂刺耳的噪音，一定刺激性的气味（如某些钢铁厂、化工厂的噪音、气味等）均对情志反应产生较强烈的影响。

③社交及其他方面　社交，是指社会交往，就是人与人之间的相互联系。通过交往，人们实际感受到彼此之间的现实利益、关系，由此产生情感的动荡起伏变化。因此，人际交往是情志活动变化、转换最为活跃的源泉，也是引发情志异常最为复杂、多见的根源。人际关系协调使人身心愉悦，可促进身心的健康发展，反之则易引起情志异常，造成情志病证。

2. 自身因素

个体自身因素是在致病原因作用的前提下，决定疾病发生发展的重要因素。面对同样的外界刺激能否形成情志刺激而发病，与个体自身因素密切相关。个体自身因素主要包括个体心理因素和生理因素两个方面。

（1）个体心理因素

个体心理因素包括个性和心理过程两个方面。心理过程又由认知过程、情绪与情感过程和意志过程组成。讨论心理因素在情志刺激形成中的作用，应从如下几个方面进行。

①个性（人格）因素　个性，也可称人格。指一个人的整个精神面貌，即具有一定倾向性的心理特征的总和。个性结构是多层次、多侧面的，由复杂的心理特征独特结合而构成的整体，对人的行为进行调节和控制。个性是个体心理特征的标志，每个人都有自己独特的个性特征。个体的个性特征往往比引起疾病的病原性质更能决定疾病的表现。

②认知因素　人的情绪并不是由某一诱发事件本身所直接引起的，而是由经历了该事件的个体对这一事件的认知、解释和评价所引起。而认知、评价的结果，又直接影响着情绪反应的性质、趋向和强度等。所以个体对事件性质、严重程度的认知和评价不同，则产生的情志变化也不同。人对事物的认识、感知是决定情绪反应的根本。

③意志因素　意志是人自觉地确定目的、支配行动，并克服困难，最后实现目的的心理过程。意志因素在七情的发生、致病中起着重要的调节作用。一个意志坚强的人能

够长时间地承受各种精神压力，并可逐渐化解；而意志薄弱的人在承受了一定压力后，很容易诱发各种心身疾病。

④心境　心境是比较微弱而持久的情绪状态，能在较长时间内使人的一切活动都染上同样的情绪色彩，它构成了整个心理活动的背景。一般而言，积极良好的心境有利于健康，而消极不良的心境往往导致情志病证的发生。

（2）个体生理因素

个体生理因素包括机体生理状态和病理状态两个方面。

①机体生理状态　机体生理状态对人的情绪有着巨大的影响。机体状态良好的人，其内心体验与情绪表达反应正常；机体状态欠佳的人，对刺激事件的评价及反应受到影响。因此，机体生理状态是引起情志异常的重要原因，是情志刺激是否致病的重要条件。

②机体病理状态　机体脏腑气血异常或功能紊乱也会引起情志的异常变化，导致情志病证的发生。患有某种疾病的人，往往产生恐惧、疑虑、焦虑等一系列不良情绪反应。如心病患者，常因心悸、心慌而有恐惧的反应；肝病患者多有食欲不振，精神萎靡而带忧郁情绪。

3. 其他因素

除上述环境因素、心理因素和生理病理因素外，其他如生活行为方式、性别年龄等也是影响情志病证的重要因素。

（1）生活行为方式

人的生活行为方式与情志刺激及疾病也有密切关系。情绪低落与吸烟密切相关。Lyvers M 等发现述情障碍与情绪化进食、咖啡因、酒精摄取等密切相关。

（2）性别年龄

就一般规律而言，女性易因抑郁、悲哀、思虑等情志刺激而发病；而男性往往易受愤怒、狂喜等情志刺激而发病。在年龄方面，婴幼儿及儿童通常因惊恐发病；青壮年易因暴怒、过喜而发病；老年人易被激惹，或处于抑郁、愤怒状态，因多疑、忧虑而发病。

另外，职业、药物等也是引起情志病证不可忽视的因素之一，如长期服用化疗药物、抗高血压药、抗精神病药、非甾类消炎药物等容易引起抑郁症。从事脑力劳动、司机、银行职员、行政领导等职业的人，情志病证的患病率较高。

第二节　情志刺激发病原理

情志致病发病，是指情志致病病因作用于机体，导致情志病证的发生，即情志疾病及其证候发生并呈现。情志致病病因是导致情志病证的原因和条件，但该原因和条件能否导致病证发生，则事关病因与机体的相互作用。而这一相互作用涉及病因作用于机体的途径，即致病途径；通过致病途径作用到机体内脏器官导致损伤发生的内在规律；以及损伤脏腑病证呈现的方式。

有关情志病证的概念，详见第十章第一节。本节重点论述情志致病发病的途径、伤脏规律及其发病表现的方式。

一、致病条件

（一）刺激源存在

情志是机体对环境变化进行认知评价而产生的复杂反应，环境中的刺激事件是情志活动的根源。在一定情境中，个体心神对刺激事件进行认知评价，刺激事件的存在是情志致病的真正始因。

（二）个体心身状况不佳

刺激源的存在是产生情志刺激、导致情志病证的首要条件。但面对同样的刺激事件，有的人发病而有的人不发病，究其原因主要与个体心身状况有关。

1. 身体状况不佳

（1）睡眠障碍

机体存在睡眠障碍，则易因情绪刺激而发病。首先，睡眠差则气血躁动而易上逆；其次，神失所养，任物及意志能力减低；最后，睡眠障碍使机体正气不足。

（2）疲劳状态

机体处于疲劳状态则气耗血伤，整体功能低下，肝失疏泄，内环境稳态破坏；其次，疲劳过度，精气虚损，正气不足而易于发病。

（3）“气血潜在不畅”

机体“气血潜在不畅”是人们接受外界刺激而易于发病的重要内在原因。提出这一概念的意义在于使研究发病机理的目光不仅仅停留于个体的整体水平上，而是引向机体内部气血实质的微观改变上去寻找深层原因。

2. 心理状况不佳

（1）认知偏差

内外环境的变化本身并不是特定的情志刺激，只有经过人自身的认知评价，才可能成为引发特定情志的刺激。认知评价的结果，直接影响情志反应的性质、趋向和强度。相同的内外环境变化对不同的人所引起的情志变化不同，所起的作用也不同。因此，认知偏差是导致情志病证的心理基础。

（2）个性不良

情志刺激是发病的重要条件，而不良个性又是影响情志的内在因素。因为个性特点决定了人的防御机制特征、认知应激和处理应激的方式，人的不良个性是某些疾病的易感因素。

（3）意志薄弱

意志因素在情志发生和致病过程中起着重要的调控作用。意志对情志的发生，以及情志反应的程度、持续时间、波动频率等起到控制与支配的作用。

（4）心境不佳

心境构成整个心理活动的背景和基础，它使人整个心理活动都带上了某种特定的情绪色彩。如果长时间处于郁闷、焦虑、恐惧等不良心境中，则机体易于感受内外刺激而导致情志病证的发生。

二、致病途径

对于情志病证的发生，中医学有“因郁致病”和“因病致郁”之称。前一句中“郁”指情志，意为由情志刺激而发病；后一句中“郁”指情志异常，意为由于疾病导致情志异常的出现。该论述中蕴含着情志病证有内外两种发病途径的认识。

（一）外源性

感觉器官是引起情志异常进而导致情志病证的外源性刺激信息致病的主要途径。根据外源性刺激信息通过感觉途径的数量，又可分为通过一种感觉途径致病和通过多种感觉途径致病。

1. 通过一种感觉途径致病

刺激信息通过一种或以一种为主感觉途径致病，该情形属于特定情景状态下的特定因素致病，如猝然惊恐、突遭羞辱、意外伤害等，多为一种感觉途径而致病。该类虽较为少见，但具有典型意义。

2. 通过多种感觉途径致病

刺激信息通过多种感觉途径致病，属于一般情景下多因素、多途径致病。大多数情志刺激发病属于该类致病途径，如前面所述工作不如意、夫妻失和、父子矛盾等。这些因素即以视觉、听觉、嗅觉、味觉、触觉等两种或三种以上途径致病。

（二）内源性

内源性刺激信息，系指由机体内部病理改变所产生的刺激信息，其导致情志异常的途径与外源性刺激不同。研究情绪、疾病和健康关系的现代各学科（如医学心理学、心身病学等）对心理社会因素，如各种紧张性刺激这类外源性刺激及其影响机体的致病途径非常重视，但对机体内部因素主要为各种疾病所致的情感障碍仍缺乏理论上的概括和总结。中医学虽提出“因病致郁”，但尚缺乏系统性的认识。两种发病途径各自有何特点，情志病理机制及临床表现有何不同将成为今后研究的重点。

三、致病发病机制

（一）有关致病机制概念的认识

致病机制又称为发病机制，是指致病因素作用于机体，通过何种途径导致机体生理、心理功能和形态结构变化，以及发生何种变化进而导致疾病发生的过程。简而言之，就是疾病如何发生的，包括致病因素如何作用于机体、机体内部发生何种改变及疾病如何形成等三个方面。

（二）情志致病的机制

1. 个体对刺激源的认知评价，是情志刺激是否致病的关键

现代情绪心理学研究表明，个体的认知评价是情绪产生转化及表现的主要心理机制。认知评价是情志刺激是否致病的关键，这是情志致病的首要机制。个体对每种具体情志刺激的认知评价还有待进一步研究，但是，就情志致病的共同机制来讲，个体的认知评价是其中的关键环节。

2. 个体心理和生理特点影响是否发病，发病呈现何种类型

情志刺激是否致病除与认知评价密切相关，还与个性、意志、体质等心理和生理特点有关。艾森克（成人）人格问卷（eysench personality questionaire，EPQ）检测表明，个性内向倾向者常呈现肝气郁证，个性外向倾向者常呈现肝气逆证。因此，个体心理和生理特点能影响发病，而且发病类型亦与心身状况有关。

3. 情志刺激导致体内相关活性物质含量的改变是情志致病的内在原因

任何心理活动包括情绪活动都有其生理基础。中医学“人有五脏化五气，以生喜怒悲忧恐”是对情志产生生理基础的明确论述。现代研究表明，NE、5-HT 等单胺类神经递质、E2、P 等神经类固醇在脑中枢下丘脑、杏仁核等神经团核及外周血清中的含量变化，是愤怒和郁怒等情志刺激致病的主要原因。

4. 情志刺激引起脑内相关脑区结构与功能的改变是情志发病的关键

现代心理学对情绪脑中枢机制的研究，为深入理解情绪现象提供了有效的指导。相关研究已经证明，控制情绪反应的脑中枢功能定位与主要神经环路以及相关神经递质及其靶器官有关。肝疏泄作用的脑区定位为脑中枢，尤其是下丘脑和边缘叶，以及海马、杏仁核、皮层等。PMS 肝气郁证的主要调控脑区为额叶、顶叶、枕叶、双侧岛叶、压后扣带皮质。显然，情志刺激引发脑内相关脑区结构与功能的改变是情志发病的关键。

5. 情志刺激在情志致病中的多重作用

研究发现，情志刺激在情志致病中呈现多重作用。首先，作为致病因素导致疾病发生，表现出较为明显的病因学中的因果关系，即情志刺激在前，发病在后，两者因果关系明确。该因果关系在发病方式中表现为即刻发病类型。例如，受惊吓致精神分裂症。其次，既作为致病因素导致疾病发生，同时也作为病证的症状表现与疾病同时存在。例如，长期承受情志刺激致使病证逐渐呈现，这种类型的情志刺激和情志症状同时存在，难以明确区分病因学中的因果关系。这一复杂现象表明，研究情志致病机制需要引入生物医学的病因网络模型假说，从多病因交互致病角度进一步探索其复杂机制。

由上可知，情志刺激在情志致病中具有多重作用。其致病是多因素、多水平交互作用的结果。宏观整体方面，刺激源的存在是情志刺激致病的先决条件，个体对刺激源的认知评价是致病与否的关键，此外个性、意志、体质等心理、生理特点不但会影响发病，还常与发病后呈现何种类型有关。微观深层方面，情志刺激产生的（或曰与情志刺激密切相关的）从脑中枢到外周器官不同层次，尤其分子层次上的具体变化是情志致病共同的深层机制。

四、致病方式与伤脏规律

致病方式，是特指情志致病时情志刺激的种类及其组合形式。伤脏规律，是指情志致病损伤脏腑中哪一脏的概率更大。传统的“七情分属五脏”和“五志伤五脏”学说无法解释当今临床更为多见的“多种情志交织共同致病”“情志致病首先伤肝，易中潜病之脏”等现象。而这一临床现况也为多家研究所证实。因此，提出情志致病方式与伤脏规律两个概念，用来表达这一现象及产生现象的内在原因。

（一）致病方式

1. 单一情志刺激致病

情志刺激可以一种情志单独致病。如：惊。特定情景下，惊容易扰乱心神，导致心神错乱、精神失常。

2. 多种情志刺激共同致病

情志刺激可以单独致病，也可以两种以上交织致病。由于情绪具有巨大的复杂性，人们日常体验到的情绪往往是多种情绪的组合，该类情绪反应过度则形成情志刺激而发病。因此，多种情志刺激共同致病是更常见的致病方式。

（二）伤脏规律

1. 首先伤肝

“七情之病必由肝起”为清代医家魏之绣所体悟，同代医家王士雄所阐发。近年有关流行病学研究资料亦表明，忿怒悔恨、郁怒怨屈、忧思悲伤等两种以上情志组合伤肝，为当今临床常见情形。肝在情志产生、分化中均起主导作用，机体内外刺激信息经由肝调达的气机传送于心，心神“任物”对内外刺激分析评价从而产生情绪体验，体验到的情绪经气机传至全身从而产生身体外显的表情及体内相应的生理变化。心神对情志产生作用须依赖于肝调畅气机的功能。在内伤发病的情况下，情志刺激易于首先伤肝，导致肝疏泄失常。疏泄太过，产生肝气逆证；疏泄不及，产生肝气郁证。

2. 易中潜病之脏

潜病，是指病证已经发生但无明显临床表现的疾病。潜病之脏是指潜病所在、所伤的脏。七情内伤不仅易于首先伤肝，而且还易于损伤潜病之脏。例如曾患胸痹、真心痛、飧泄、头痛等病证的患者，虽临床症状已经消失，但遇情志刺激易首先出现原先所患病证的临床症状。如遇有情志刺激，胸痹患者易首先出现胸闷、胸痛等症状；飧泄患者易首先出现腹痛、腹泻等症状。

3. 易伤心、脾

由于心神“任物”对内外刺激分析评价从而产生情绪体验，因此情志刺激致病往往损伤心脏。无论何种情志刺激都会伤心致病。脾胃与情志关系密切，情致刺激致病也常损伤脾胃。各种情志因素均可影响肝之疏泄功能，导致气机郁结或气机逆乱，从而影响中焦气机的升降，导致脾胃功能障碍。

此外，历代医家对情志发病亦有专门论述（表9-1）。

表9-1 情志发病历代医家论述

主要观点	出处
怒气所至，为呕血，为飧泄，为煎厥，为薄厥，为阳厥，为胸满胁痛；食则气逆而不下，为喘渴烦心，为消瘅，为肥气，为目暴盲，耳暴闭，筋解，发于外为疽痈	《儒门事亲·卷三》
肝木为龙，龙之变化莫测，其于病亦然。明者遇内伤证，但求得其本，则其标可按籍而稽矣。此天地古今未泄之秘，《内经》微露一言，曰“肝为万病之贼”六字而止	《续名医类案·疡证》
肺主一身之表，肝主一身之里。五气之感皆从肺入，七情之病必由肝起。此余夙论如此。魏氏长于内伤，斯言先获我心。盖龙性难驯，变化莫测，独窥经旨，理自不诬	《柳州医话》
心为五脏六腑之大主，而总统魂魄，并赅意志，故忧动于心则肺应，思动于心则脾应，怒动于心则肝应，恐动于心则肾应，此所以五志唯心所使也	《类经·疾病类·情志九气》
情志之伤，虽五脏各有所属，然求其所由，则无不从心而发	《类经·疾病类·情志九气》
凡遇怒气便作泄泻者，必先以怒时夹食，致伤脾胃，故但有所犯，即随触而发，此肝脾二脏之病也，盖以肝木克土，脾气受伤而然	《景岳全书》
郁证多缘于志虑不伸，而气先受病	《张氏医通·卷三》
癫狂，由七情所郁，遂生痰涎，迷塞心窍，不省人事，目瞪不瞬，妄言叫骂，甚则逾垣上屋，裸体打人	《证治要诀·卷九》
必有因加而发者，谓因于故而加以新也。新故合邪，故病发矣	《类经》

专栏五 情志致病方式与伤脏规律研究

自《内经》提“五志伤五脏”，即喜伤心、怒伤肝、思伤脾、悲伤肺、恐伤肾的模式后，历2000余年，陈陈相因，少有异议。五志伤五脏符合临床实际吗？情志致病果真是五志伤五脏吗？为回答这一问题，通过查阅和统计情志致病的古代医案，进行大样本分层抽样流行病学调研，结果如下。

统计宋代至民国时期记载情志致病的古代医案，共计32种，230例。结果显示：①多种情志共同为病占情志致病67%以上。②多种情志或单一情志致病伤肝或伤肝(胆)兼及他脏者占73%以上。

分层抽样调查1526人，对192例因情志刺激发病的患者进行了回顾性和前瞻性队列研究，结果显示：忿怒悔恨、郁怒怨屈是首要因素，分别占71%和79%；其次为心愿不遂压抑不舒、忧思悲伤，分别为59%和49%；未有单一情志刺激而致病。车间工人暴露组比科室职员非暴露组发生情志病证的危险性大。由此证明：多种情志刺激交织组合共同为病是当今社会环境下情志致病的基本方式。由情志刺激所致始发病证主要为肝气逆、肝气郁两证，分别占其全部证候的65.5%和22.8%，两证分别由肝疏泄太过与疏泄不及所致。

乔明琦团队查阅和统计情志致病的古代医案，总结数年来大样本分层抽样调研和发病机制研究的结果，发现"五志伤五脏"情志致病方式与伤脏规律是不符合临床实际的。因此，提出"多情交织共同致病，首先伤肝"科学假说。

五、发病表现方式

发病方式，是指情志致病在疾病发生时表现出来的形式，或曰不同类型。例如，中医学文献记载大怒导致当场晕厥，长期思虑不解导致郁证。现代研究显示，突受惊吓导致应激性精神分裂症发病，情绪刺激致冠心病发作等，都呈现出情志致病在疾病发生时不同的类型。发病方式这一概念就是对上述情志致病表现类型的理论概括。

中医学尚未有情志致病发病方式的论述。依据国内外有关研究成果，做出如下概括和分析。

（一）引发疾病与诱发疾病

1. 引发病证

是指原先未有疾病，因情志刺激而导致病证的发生。如：抑郁证、癫狂等皆是由情志刺激而引发的病证。

2. 诱发病证

是指原有病证存在，因情志刺激使原有病证再次发生或加重。一般因体内病邪潜藏，损伤正气从而形成易感状态，虽未发病，实际是"稳定期"或"潜伏期"，又因情志刺激等因素诱发故邪，新故相合，加重邪势，正不敌邪，遂致发病。

诱发病证与上述"易中潜病之脏"是一个问题的两个方面，从不同角度的分析论述。

（二）即刻发病和缓慢发病

即刻发病和缓慢发病，是在发病形式和发病时间上两种不同的类型，与中医外感热病和内伤杂病发病有疾发与徐发相类似。

1. 即刻发病

是指受到突然或强烈情志刺激当即发病的情形。2008年05月28日皖东晨报报道"学生晚间入厕时受惊吓致精神分裂"。陈某在上晚自习间去学校厕所小解，由于照明设施损坏，与另一名前来解手的同学突然相撞，因猛然受到惊吓，回到教室便出现发呆、不能辨人等症状，诊断为分裂样精神病。此发病类型经常见于媒体报道，精神科专业杂志多次发表该类临床病例，临床收治的情志病证患者也常属此类，是情志致病发病的一种类型。

2. 缓慢发病

是指较长时间承受情志刺激致使病证缓慢或曰逐渐显现的情形。缓慢发病多因长期精神紧张、思虑忧愁、悲伤不已等引起，这类刺激伤人精气，引起气机失调，致人发病。临床所见因思慕过度导致的抑郁症，因压力过大导致的失眠、神经衰弱等多为缓慢发病。缓慢发病多沿前沿证、非典型证、典型证的规律发生。这种发生是随着症状数量的增加，病情逐渐加重，呈循序渐进的过程。长期情志刺激还会使小病转化为大病。如因内分泌激素失调，乳腺导管增生可见于不同年龄段女性，多数情况下患者只要注意调整心态和缓解压力，病情就可逐渐缓解；但如果情绪长期郁闷压抑，精神紧张，则会加重病情，甚至发展为乳腺癌。

第三节　情志刺激致病病机

疾病与证候是机体结构与功能异常的内在变化和外在表现的过程。

病机，指疾病发生发展及变化的机理。机理，本意是指机器的构造和工作原理；生物和医学科学引申为，生物体内为实现某一特定功能，一定的结构系统中各构成部分的作用和原理。

因此病机的确切内涵，是指疾病发生发展过程中机体内部器官及组织细胞结构发生功能改变，这一改变导致病情的演变，以及产生改变和演变的原理。疾病过程中体内的这种变化影响着疾病的发展、变化及转归，这是疾病外在临床表现的内在根据。

据此，情志病机，就是情志疾病发生发展过程中机体内部脏腑气血结构与功能改变、病情演变及其原理。这是依据中医情志学自身和相关研究做出的界定。由此可以看出，中医学的病机在其概念内涵上与现代医学科学的机理、病理已接近一致。双方的着眼点都是对致病因素作用下的机体体内组织、器官等不同层次上的形态结构、生理功能以及相互关系的变化。两学科都是从各自对机体生命结构功能的认识出发，说明机体体内具体的病理改变。

本节侧重从中医情志学这一新学科的角度做出分析论述。

一、情志刺激致病病机变化

情志刺激致病的病机变化主要表现为机体脏腑气血功能的改变。

（一）气机紊乱

情志病证的早期，情志刺激破坏了心理与生理和谐有序的状态，从而使脏腑气机紊乱，形成气滞、气逆、气陷、气闭、气脱的病理变化。气机紊乱一般属于功能性病变，或器质性病变的早期。

一项肝气郁结证及肾阳亏虚证患者的动态面部情绪认知的脑功能研究发现，肝气郁结组在识别愤怒情绪时，脑区左侧三角部额下回、右侧额中回活动增强；在识别高兴情绪时，脑区左侧颞中回、左侧豆状壳核、左侧后扣带回活动增强；在识别平和情绪时，脑区只有左侧岛盖部额下回活动增强；在识别恐惧情绪时没有活动变化的脑区。研究结论是肝气郁结证的脑功能机理主要是过度解读从而导致情绪识别的异常，且同时存在认知能力的下降；中医“肝主怒”理论体现在精神调控、面部表情识别的相关脑区活动增强，自我意识、快乐相关功能的降低。

在情志刺激影响气机的诸多病证中以肝气失调最为突出，又有肝气升发太过的肝气逆和肝气运行不畅的肝气郁两种病变。肝气失调，疏泄失司，常可累及其他脏腑，造成其他脏腑的功能失调和气机紊乱。气机紊乱作为情志病证的早期机制，在治疗学上的意义更为重要。

（二）脏腑受损

各种情志刺激均可引起情志异常，进而直接损伤脏腑，导致脏腑功能失常。根据前人医案的记载，结合大样本分层抽样调研和发病机理研究的结果发现，情志病证初期以多情交织损伤肝脏和潜病之脏为多见。情志病证的中后期常由肝脏累及它脏受损，且损伤不同的脏腑，则有不同的表现。

（三）痰凝血瘀

津液与血是体内的精微物质，其运行、输布和排泄有赖于气的升降出入运动，因此气机失调是导致津液停留、水湿内生、聚痰成饮、血行障碍及瘀血停留的直接原因。而情志刺激常首先干扰气机，使气机紊乱。因此，情志病证过程中常见痰饮内生、瘀血停留，而痰凝血瘀的形成又影响气血精津的化生，使病证虚实夹杂，缠绵难愈。

一项 17 例无先兆偏头痛患者脑静息态功能磁共振的研究显示，痰浊上扰型无先兆偏头痛组右侧大脑半球的颞中回、海马旁回、海马、梭状回等脑区 ReHo 值显著增高。研究认为静息态下不同中医证型的无先兆偏头痛患者的发作间期疼痛调节相关脑区功能存在差异，可能与痰浊上扰型、肝阳上亢型二者的表型特点和机理相关。

（四）化火伤阴

七情交攻，气之妄动可郁而化火，可见五志化火伤阴是由气机紊乱所致。情志刺激可造成脏腑气血失常和生理功能失衡，引起气机郁结或亢逆，化热化火，耗伤阴液。如：情志抑郁常导致肝郁气滞，郁而化热，进而发为肝火；而大怒伤肝，肝气亢逆化热也可发为肝火。

综上所述，情志病变可表现为不同的病机。气机紊乱、脏腑受损、痰凝血瘀、化火伤阴等病机的变化虽各自独立，但却常表现出由实至虚，因虚致实，进而虚实夹杂的演变过程。

二、病情演变与转归

（一）病情演变

情志病证的演变形式，是指在疾病的发展过程中所出现的变化情况。一般在临床上，情志病证的演变形式主要有深化、转化和进程转变三种形式。

1. 病变程度加重

病变程度加重，即为深化，指前证症状未减或加重，演变到一定程度而形成新的证候。如肝郁日久，郁而化热而成为肝经郁热证。又如高血压，初期症状轻微，病久肝气不舒，郁而化热，逐渐演变为肝气郁结证候，病情加重。

2. 病理性质转化

病理性质转化，是指前证症状逐渐减轻以致消失，而后证之临床表现更加明显，且越来越重。如肝郁乘脾，肝郁渐解，脾虚加重，渐成脾虚之证。

3. 病变进程转变

病变进程转变包括突变和渐变两种情形。病变进程突变，是指症候变化迅速，常由一种症候旋即变为另一种症候。需要引起注意的是变化较快的疾病，如长期抑郁症患者在受到刺激后容易发生躁狂甚至自杀行为，这就是由抑郁向躁狂的突变；也有患者因抑郁悲哀过渡导致突然休克等。

病变进程渐变，指症候变化徐缓，病程进展到后期也逐渐出现其他证候。

（二）疾病转归

在疾病的发生、发展过程中，由于邪正双方的斗争，其力量对比不断发生消长盛衰的变化，这种变化对疾病转归起着决定性的作用。

1. 向愈

在疾病过程中，若患者正气比较充盛，抗御病邪能力较强，或因邪气较弱，或因及时、正确治疗，邪气难以进一步发展，进而促使病邪对机体的侵害作用消失或终止，精气血津液等耗伤减少，机体脏腑、经络等组织病理性损害逐渐得到康复，机体阴阳又获得了相对平衡，疾病即告痊愈。如抑郁症患者经治疗后情绪逐渐平和，抑郁症状减轻。

2. 加重

在疾病过程中，若邪气炽盛，或因失治、误治，机体抗御病邪的能力日趋低下，不能制止邪气的侵害作用，邪气进一步发展，机体受到的病理性损害日趋严重，则病情趋向恶化和加剧。如失眠患者治疗不当后，不但失眠没有减轻，反而又出现了头痛的症状。

3. 死亡

病情继续恶化而未能遏制，还有可能导致亡故或自杀。如患者情志不畅又出现暴怒、绝望等强烈的情绪刺激，有可能会突发脑梗或心梗而死亡。重度抑郁不能及时排解而采取自杀方式结束生命的也占有较大比例。

第四节　情志刺激致病病理变化

病理变化，泛指各种疾病发生发展过程中出现的细胞、组织和器官的功能结构和代谢方面的改变及其规律。情志致病病理变化，则专指因情志刺激导致疾病及证候发生、发展过程中由分子细胞到组织器官的功能结构的改变及其规律。

上一节侧重从中医情志学学科的角度对情志致病的病机做出阐述；本节侧重从现代医学和情绪科学的角度做出如下分析。

上一节我们从宏微观角度对情志病机作了具体阐述，本节将结合现代研究的进展，从具体微观角度对情志病机具体病理变化作一阐述。

一、情志病机与中枢神经系统病理变化

生理心理学的研究表明，在情绪刺激的作用下，部分大脑皮质、丘脑系统、边缘系统、网状结构、皮下神经节等部位的活动都被卷入，从而形成极为复杂的情绪中枢。近年随着先进的无损伤神经成像技术的使用（如 fNIRS、PET、fMRI 和 EEG 等），人们揭示情志病证的中枢机制成为可能。研究表明边缘系统-丘脑-皮质回路，边缘系统-纹状体-大脑皮质-丘脑回路，小脑、脑干、边缘系统等神经解剖回路参与了情志病证的发生。

（一）功能性近红外光谱（fNIRS）研究

功能性近红外光谱技术（functional near-infrared spectroscopy，fNIRS）利用血液的主要成分对 6000-900NM 近红外光良好的散射性，从而获得大脑活动时氧合血红蛋白和脱氧血红蛋白的变化情况。Matsubara T 采用 fNIRS 研究了双相情感障碍（BD）和严重抑郁症（MDD）的神经机制，发现两类病人缓解期对情绪刺激的反应特点可能是二者的一个鉴别特征，即对负性情绪刺激有着相似的前额叶反应，对正性情绪刺激有不同的前额叶反应。这表明不同的神经回路在 BD 和 MDD 的情绪处理中起作用。

（二）正电子发射成像（PET）研究

正电子发射成像（position emission tomography，PET）使用了人工引入的放射性代谢物质。将这种放射性代谢物质注射入血管，通过 PET 设备检测该物质在脑内衰变时产生的正电子来产生脑功能图像。常用的放射性标注物质包括含氧-15 的水和含氟-18 的氯代脱氧葡萄糖。有学者利用 PET 脑功能成像技术探讨肝气郁结证在特定脑区功能的改变，结果显示大脑右侧顶叶、颞叶、额叶功能活动减低，右侧额叶、右侧扣带回、双侧中脑、小脑功能活动增强。

（三）功能性磁共振（fMRI）研究

功能性磁共振成像（functional magnetic resonance imaging，fMRI）是一种新兴的神经影像学技术，其原理是利用磁振造影来测量神经元活动所引发之血液动力的改变。

Tonnaer F 研究发现人脑边缘系统活动增加、前额叶活动减少和反应性攻击行为有关，采用 fMRI 研究人脑应对愤怒刺激的反应时进一步观察到，愤怒期间暴力违法者大脑腹外侧前额叶活动增加，愤怒消散期间背外侧和腹外侧前额叶活动减少。另一项研究发现 PMDD 患者的前额叶激活比对照受试者要大，特别是在背外侧前额叶皮质、两侧楔前叶，与 PMDD 的严重程度、症状有关（图 9-1）。

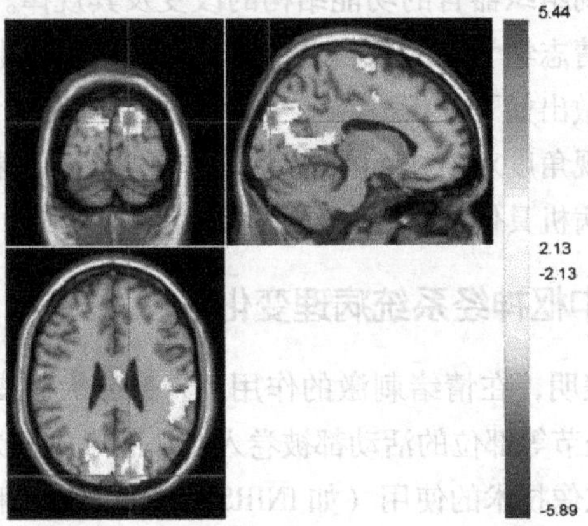

图 9-1　PMDD 上述脑区发生显著改变

（四）Meta 分析神经影像学文献研究

Morawetz C 通过神经影像学文献研究不同的情绪调节策略是否基于不同的神经网络，发现左侧腹外侧前额叶皮质、前岛叶和辅助运动区持续激活，与调节策略无关。左侧腹外侧前额叶皮质和扣带回后皮质是产生情绪调节的主要区域。情绪的下调与更多的右侧活动有关，而情绪的上调则与腹侧纹状体的活动有关。而且，情绪调节的过程似乎不受刺激物质的影响。Picó-Pérez M 在对正常群体和焦虑个体情绪调节的激活网络进行对比分析时发现，心境和焦虑障碍患者在较小程度上吸收了参与认知重评策略的调节性前顶叶网络。相反，他们可能在情感体验相关的区域（即脑岛、小脑、中枢前回和枕下回）和可能是补偿机制（即边缘上回和顶上小叶）的区域激活增加。

此外，大量研究表明情志病证的中枢机制与神经递质、神经类固醇、氨基酸有关。有学者对典型情志病证经前综合症进行了一系列研究，发现 PMS 肝气逆证的发生与 5-HT、P 和 E2 代谢以及受体基因表达变化密切相关，而 PMS 肝气郁证的发生与 NE 密切相关。这一结果表明肝气逆证和肝气郁证具有不同的中枢病变机制。

二、情志病机与自主神经系统病理变化

自主神经系统（ANS）是外周神经系统（peripheral nervous system，PNS）的一部分，能调节内脏、血管平滑肌、心肌和腺体的活动。又称植物性神经系统、不随意神经系统。ANS 分为交感神经系统和副交感神经系统。

情绪研究发现，不论是消极情绪还是积极情绪的出现，都会引起生理唤起水平增

高，使身体激素的分泌发生变化。大量证据证明，由消极情绪引起的生理变化会对健康产生破坏性作用，甚至是引起疾病的原因。而积极情绪引起的生理变化对身体所起的作用也并非完全相反，当个体处于唤起状态时，人体处于交感神经系统的兴奋状态，而这一状态对机体所起的是消耗作用；而当个体处于平静状态时，是副交感神经系统在起控制作用，这时身体处于建设和恢复状态。

因此，即便是积极情绪，对健康所起的也可能不仅仅是支持作用。在了解情绪对健康所起的作用时，有必要对比研究情绪的唤起（包括积极情绪和消极情绪）和情绪的稳定在健康中所起的不同作用。

三、情志病机与内分泌系统病理变化

情绪过程中的许多生理变化都同内分泌腺的活动有关，其中肾上腺同情绪的关系最为密切，它实际上是情绪内脏反应最主要的来源。肾上腺由皮质和髓质两部分组成，这两部分主要通过两条神经内分泌途径对情绪行为发生影响：一是下丘脑-垂体-肾上腺皮质系统；二是交感神经-肾上腺髓质系统。

与情绪有关的神经调节剂，目前研究最多的是血清素，NE，DA，阿片类，催产素等。研究单一神经调节剂在特定行为或心理功能中的表现通常需要增加或减少其在大脑中的可用和摄取情况。这可以通过给药以及基因操作的方式达到此目的，例如在小鼠体内去除或减少大脑中某些神经调节剂的浓度。Schwartz 等认为神经递质可分为两大类：小分子递质和神经活性肽。Niedenthal PM 等发现最常见的兴奋性神经递质是谷氨酸，最常见的抑制性神经递质是γ-氨基丁酸（GABA）（图 9-2）。

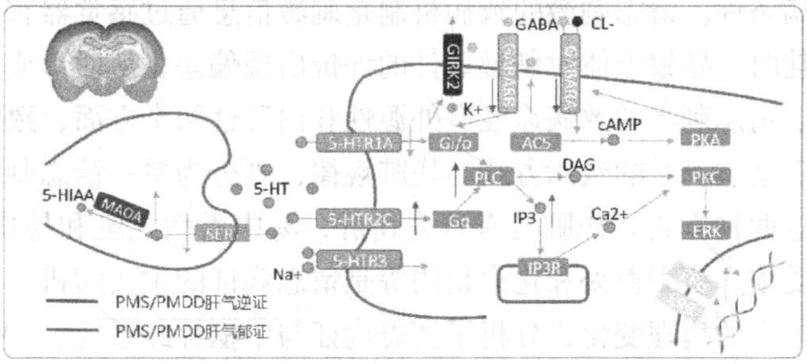

图 9-2 PMS/PMDD 肝气逆、郁两证关键脑区功能改变 E2/5-HT/GABA 及其受体信号通路发生重要改变

（一）血清素

50 年前，人们偶然发现血清素在情绪调节中的作用。当时一种治疗结核病的新药使用后导致情绪升高，能量普遍增加。这类药物和其他具有抗抑郁活性的药物后来被证明会增加大脑中血清素和 NE 的浓度，这两种药物都是单胺类。由此产生的单胺类假说认为，抑郁症是由这两种神经调节剂的缺陷引起的，而这两种神经调节剂仍然是目前抗抑郁药物的主要目标。然而，关于单胺增加药物的疗效，以及血清素和 NE 消耗是抑郁症的主要原因等基本理论，现在正受到严重质疑。

（二）催产素

另一种神经调节剂是催产素。在过去十年中，催产素引起了科学界甚至公众的极大关注。催产素既是一种激素又是一种神经肽，与多种行为有关。它在社会行为的进化中起到了关键作用，特别是在依恋、探索和性行为中。在人类中，催产素通常是通过鼻喷雾剂的方式治疗疾病，尽管它通过血液-脑屏障进入大脑的确切机制尚不清楚，催产素仍作为人类联系和合作行为的重要调节递质而广为使用。

目前，研究者对催产素对诸如面部表情等社会刺激感知的积极作用非常感兴趣，并希望它的使用能够帮助缓解自闭症谱系障碍的一些社会症状。一项对健康男性参与者的研究表明，鼻内催产素可以通过增加面部模仿来提高面部表情的准确识别。

越来越多的证据表明，情绪与外周调节系统决定机体是否发病的重要变化有关。尽管已有关于特定情绪与外周系统的研究和数据，但针对确切神经回路的研究仍然匮乏，且尚未形成足以阐释情感与外周调节系统的内在联系和机制的坚实基础。大脑是研究情绪病机最基本、最便利的器官，心理因素通过它作用于PNS产生病理生理变化，因此，中枢神经系统仍是当前的首要研究方向。

总结与思考

本章论述了情志病因的概念和分类，提出情志病因是指一类导致情志病证发生的原因和条件，据此将情志病做了分类。情志刺激致病的原因是刺激源的存在，而个体身心状况不佳亦是致病条件。情志刺激的致病机制是刺激信息通过感觉器官作用于机体，当机体身心状况欠佳时，导致个体对刺激事件的评价出现偏差，从而形成情志刺激，进一步产生情志病证。情志刺激的致病途径有外源性和内源性两个方面，致病特点分为引发和诱发两种。对于情志刺激的致病方式与伤脏规律，则分为单一情志刺激致病和多种情志刺激共同致病这两种方式。伤脏具有首先伤肝，易中潜病之脏和易伤心、脾的规律。气机紊乱、脏腑受损、痰凝血瘀和化火伤阴等是情志病证的主要病机。从现代研究角度论述了情志病证产生的病理变化，分析了情志病证与中枢神经系统、ANS和内分泌系统的关系。

需要进一步研究的问题有：

1. 情志反应如何引起和带动生理变化

需从神经冲动、情绪活动的活性物质（如神经递质、激素等）进行探讨，乔明琦团队在细胞及分子水平上已经做了一些研究，证明了它们之间有一定的内在联系，尚需从分子水平做进一步的机制探讨。

2. 如何从中医理论做出分析、说明和新的概括，形成新的假说

情绪研究和神经生理学进展证明，边缘系统，尤其是杏仁核专司情绪反应。在紧急、特定的情景下，该神经核团能够不经新皮质、大脑皮层而独立做出非理性思考的情绪反应，这与中医学肝主疏泄，调畅情志的功能近乎一致。

第十章　情志病证及其防治

内容提要

病理变化，是疾病及其证候发生与外在表现的内在原因和机制。情志病证，是由情志病理变化产生一类疾病及其证候。继上一章学习和认识情志病理之后，本章情志病证及其防治顺理成章成为学习和研究的重要必修内容。什么是情志病证？典型的情志病证是怎样的？通过典型情志病证，如何了解情志病证的预防和治疗？本章将逐一做出论述，为中医情志学指导临床情志病证的防治奠定可靠理论和科学基础。

引言

栾某，一边工作，一边在读学位，因而心理压力很大，稍不顺心，便烦躁易怒，平时口苦，大便燥结。近四个月来，每值经前1周，始感乳房胀痛，伴急躁易怒，两胁窜痛，头目眩晕胀痛，至经行方休。月经先期而至，血色紫暗，夹有少量血块，少腹胀痛，失眠多梦，吞酸嗳气，舌苔薄白，脉弦。双重的压力使她患上了经前期综合征（premenstrual syndrome，PMS）。

信息时代的到来使我们面临多种机遇与挑战，巨大的心理压力使我们的情绪出现了异常，心理疲劳是引起人们情志病症的危险因素之一。因此，以情绪异常为主的情志病证成为困扰当今社会、影响人们身体健康的主要疾病，跃升为疾病谱的第一位。本章将对情志病证的概念、临床特点、诊断要点、防治措施等逐一展开分析论述。

第一节　何谓情志病证

随着时代的发展，情志与健康、疾病的关系越来越成为人们关注的焦点。与情志相关的疾病，历来命名不一，给临床研究和应用带来了很大的不便。因此，有必要对情志病证进行规范统一的命名，明确界定其内涵，并且将其与西医学的相关概念加以区别，以适应情志理论和临床研究发展的需求。

一、情志病证的界定

病证，是病证结合的简称，指现代医学疾病和中医辨证的结合。疾病，涵盖了现代医学明确诊断的各种疾病及综合征；证候，是指疾病明确诊断下的中医辨证分型。

情志病证，是病证结合的一个类别，与其他病证不同，是指以情志刺激为主要原因或诱因而发生的疾病与证候，以及虽无情志刺激致病，但临床表现具有明显情志症状的病证。

以上界定是依据中西医学与情志有关病证的大量现代研究及其科学证据而做出。中医对情志病证的认识源远流长，早在春秋时期，人们在生活和医疗实践中就已经认识到心理因素对健康和疾病的影响，已经脱离鬼神致病说。内经以来，历代医家都对情志致病有所发挥。现代学者对于情志病证的含义也进行了大量研究。

具体而言，中医所论的情志疾病包括：第一，情志刺激所致的以情志症状为主的一类疾病，如郁证、脏躁、不寐、癫狂等。第二，情志刺激所致的以形体症状为主的一类疾病，类似于现代医学所说的心身疾病，涉及范围较广，包括内、外、妇、儿各科的多种疾患，如：哮喘、噎隔、泄泻、阳痿、痛经等。

情志病证的概念，涵盖了病因、发病、类型、表现等要素，明确了研究范围，并与国际上情绪调节的主流观点相呼应，可为后续研究指明范围和方向。

二、情志病证与心身疾病、精神疾病的联系和区别

情志病证发病与情志刺激密切相关，诊断与治疗需要专业性知识与方法。因此，有必要研究情志病证和其他临床相关疾病的区别与联系。

（一）心身疾病与精神疾病的含义

心身疾病的发生与情志刺激因素有直接相关性，又称心理生理障碍，不是精神病或神经症，而是一系列与心理和社会因素密切相关，但临床表现以躯体疾病症状为主的疾病。这类疾病的病理变化往往限于植物神经系统所支配的器官或系统的功能障碍，是与社会紧张刺激、遗传素质及人格特征和情绪有关的躯体疾病。

精神疾病又称精神病，是指在各种生物学、心理学以及社会环境因素影响下，大脑功能失调，导致认知、情感、意志和行为等精神活动出现不同程度障碍为临床表现的疾病。

（二）情志病证与心身疾病、精神疾病的关系

情志病证是指发病及临床表现与情志刺激密切相关的一类疾病，其发病原因有情志刺激因素，一旦发病后可以有躯体症状，也可以没有躯体症状，但一般有明显的情志变化，而且疾病的转归也受到情志因素的影响。一般来说，情志病证是在各种引起情志异常的因素刺激下，个体产生的心理活动与生理功能的改变及其心理、生理相互关系的变化。

现代心身医学认为，心身疾病的心理因素在疾病的方式、发展和转归上起重要作用，而躯体疾病没有这些特点。心身疾病与神经症、精神病的不同点在于前者有明确的躯体损害症状，通常累及植物神经支配下的组织或器官，而后者则无器质性病变，仅表现为功能障碍和行为异常。

中医对心身疾病的认识范围很广泛，既包含了现代心理学的心理障碍、神经症的内容；也包含了现代心身医学各种病症的内容；还包含了现代医学精神病的内容。

三、情志病证临床特点

情志病证概括起来，主要有以下四个临床特点：

（一）具有典型的情志异常表现

典型的临床情志改变，随病证的变化而表现为愤怒、抑郁、焦虑、自责、畏缩、挫败感、易激惹等不良情绪。

（二）情志刺激在疾病的发生发展中起着主导作用（主要的病因或诱因）

情志因素或相关事件作为疾病的诱因，贯穿于疾病的始终，影响了情志病证的发生、发展、演变、转归，主导了整个疾病过程。

（三）临床症状的产生或加剧与所受的情志刺激具有时间上或强度上的相关性

对于病人，作为致病起因的情志因素越强烈，个体罹患情志病证的可能性就越大，表现出的临床症状相应越重，疾病进程相应延长，疾病痊愈难度就会越大。因为情志刺激事件和诱因越强烈，个体承受的疏导压力会越大，罹患疾病后病因的影响也会越深远。

（四）通过情志疏导的治疗，会取得一定疗效

因情志刺激引发的情志病证，表现出一定的情绪症状和身体不适，通过心理疏导和认知疗法治疗之后，这些症状和体征会相应减轻，出现向愈的表现。这说明情志病证具备认知行为心理学特点。

四、情志病证的诊断与辨证要点

情志病证主要表现为心理异常，也可伴有躯体症状而表现为形神俱病。情志病证的诊断与普通疾病有所不同。它既要对患者脏腑气血的异常变化作出诊断，又须对情志状态作出判断。要综合考虑“形病”与“神病”之间的先后因果关系，作出全面诊断。情志病证的诊断要点：

（一）情志病证疾病诊断

关于中医情志病证疾病的诊断，尚无统一标准。参考美国精神医学学会 DSM-5 有关抑郁症、焦虑症等诊断标准，情志病证诊断要素如下：

1. 由情志刺激引发的病证。
2. 没有情志刺激致病，但出现典型情志改变的病证。
3. 具备以上条件之一，同时具有如下条件：

（1）严重度：症状干扰正常生活、工作和人际关系。

（2）病程：该情志病证病程一般较长，或反复发作。

情志病证的诊断：

具备上述要素1或2一条，同时具备上述要素3下（1）、（2）两条即可作出诊断。

排除诊断：

由药物、酒精、毒品等物品的使用造成的情志异常，不在情志病证之列。

（二）情志病证疾病诊断下的证候辨证

在中医基础理论指导下，依据气血、脏腑、阴阳辨证，可从以下三个方面进行证候辨证：

1. 证候具备疾病的共性特征

疾病诊断下的各个中医证候辨证，首先具备其疾病的共性特征及诊断标准。把与病证相符的证型总结概括出来，不符的证型舍弃。

2. 证候具备相互鉴别的各自特征

具备疾病诊断共性特征的各个证候，具有相互鉴别的各自特征。如肝气逆与肝气郁这两个截然相反的PMS证候具有明显的鉴别特征，符合PMS两种证型的各自特点。

3. 依据疾病和证候测评量表，做出病情程度的辨证

情志病证疾病诊断需要借助相关测评量表。疾病诊断应在深入研究分析的基础上，不断完善诊断规程，量化诊断指标，必要时借助科学化的测评量表，如依据前瞻性的日常评估（daily record of severity of problems，DRSP）进行辅助诊断，这是情志病证疾病诊断的重要方向。

情志病证的诊断与一般临床诊断在内容和形式上有所不同。情志病证的诊断要中西医诊断同时具备，其中中医诊断要求病名与证型并存。

专栏六　当今社会条件下研究情志病证的意义

随着人们的生活方式改变，节奏加快，竞争激烈，增加了许多紧张因素和心理压力，疾病谱与死亡谱发生较大变化。据统计，在我国内科各种疾病中有1/4至1/3为心身疾病；在冠心病、糖尿病、风湿和类风湿病、关节炎和恶性肿瘤中分别有40%、39%、33%、42%、68%的病人存在不同程度的心理障碍。20世纪50年代以来，尽管人们以各种手段力求攻克心脑血管疾病及恶性肿瘤等心身疾病，但收效甚微，且发病率、病死率呈快速上升趋势。近10年来，众多学者作了大量的研究整理工作，形成了一大批颇有意义的理论和临床研究成果，但由于种种因素的影响，情志医学还未从中医学科群中独立出来。在神经生理学发展的前提下，从神经-内分泌-免疫网络的角度探讨情志致病的病理生理机制有着重要意义，这不仅有助于情志医学本身的发展，也将为中医藏象学说的研究提供新的思路和方法。

第二节 典型情志病证

临床常见情志病症有很多，如抑郁症、焦虑症、PMS 等。长期以来，乔明琦团队以 PMS 为切入点，通过古代医案回顾性分析、现代临床流行病学调研以及实验研究等方法，对情志病证的诱发因素、发病机理以及有效防治措施等进行了深入研究，所得成果见于前面篇章。现就 PMS 和 PMDD 的概念、发病机理、防治方法等做简要论述。

一、经前期综合征（PMS）与经前烦躁障碍症（PMDD）

（一）PMS/PMDD 的概念及定义

经前期综合征（PMS）是指育龄期女性，在月经前周期性地出现一系列躯体和情绪症状的总称。这些症状于经前期出现，经后消失，影响了患者的正常生活。

同上类似，经前烦躁障碍症（premenstrual dysphoric disorder，PMDD）是在月经前周期性地出现严重精神和躯体症状的总称。症状通常具有破坏性，表现为显著焦虑和生活质量受损，于经前期出现，经后消失。

（二）对 PMS/PMDD 的认识演变

PMS 为每月困扰妇女心身健康的常见病。由于本病的精神、情绪障碍更为突出，以往曾命名为"经前紧张症""经前期紧张综合征"。因本病症状波及范围广泛，故总称为"经前期综合征"。美国精神医学学会（american psychiatric association，APA）最初将严重的 PMS 类型定义为晚黄体期焦躁不安（late luteal phase dysphoric disorder，LLP-DD），后来定义为 PMDD，在精神障碍诊断与统计手册第 5 版（DSM-5）中被归类为抑郁症。相对而言，PMDD 在精神和躯体症状上表现更为严重。

（三）PMS/PMDD 与月经周期的关系

人进入青春期后，子宫内膜受卵巢激素的影响，出现周期性的子宫出血，称为月经。子宫内膜的周期性变化称为月经周期，也是人类的生殖周期。

PMS/PMDD 二者均表现为周期性地于经前出现症状，经后症状消失。流行的发病理论认为，患者在月经周期的黄体期，对卵巢类固醇激素水平正常波动的敏感性显著增加。

据估计，约 85%的女性至少有一种轻度经前症状，20%-25%的女性经历中度至重度经前症状（PMS），约 5%符合 PMDD 诊断标准，即 PMS 的严重类型。PMS/PMDD 引起了国际医学界的广泛关注，生命科学家已将其列为"对神经科学的挑战——未来 10 年要回答的 50 个重要问题之一"。

二、PMS/PMDD 疾病诊断

（一）PMS 诊断

近年来应用最广的 PMS 诊断标准是美国妇产科医师学会（the american college of obstetricians and gynecologists，ACOG）颁布的，将 PMS 描述为在至少 3 个连续月经周期内的月经来潮前 5 天，出现情绪或身体症状，症状于月经来潮 4 天内消失，且症状影响了病人的正常活动。建议进行前瞻性评级确诊。

（二）PMDD 诊断

美国精神医学学会（the american psychiatric association，ASA）在 DSM-5 中公布了 PMDD 诊断标准（表 10-1）。症状必须在月经来潮数天内好转，且在月经结束一周内症状达到最低或者消失，应该在过去一年的大部分月经周期中反复出现。必须至少出现 5 种症状，包括一种“核心”症状（明显的情感不稳定、易激惹、无望感或焦虑等 4 种之一），以及对日常活动的兴趣降低、注意力不集中、精力不足、食欲改变、睡眠改变、感觉被压垮或失控、躯体症状等其他 7 种潜在症状的表现。

表 10-1 经前烦躁障碍症（PMDD）诊断标准

类别	条目
A.	在大多数的月经周期中，下列症状中至少有 5 个在月经开始前 1 周出现；在月经开始后几天内症状开始改善，在月经 1 周后症状变得轻微或不存在
B.	必须存在下列 1 个（或更多）症状：
	1. 明显的情绪不稳定（例如，情绪波动、突然感到悲伤或流泪，或对拒绝的敏感性增强）
	2. 明显的易激惹或愤怒或人际冲突增多
	3. 明显的抑郁心境、无望感或自我贬低的想法
	4. 明显的焦虑、紧张和/或感到烦躁或有站在悬崖边的感觉
C.	必须另外存在下列 1 个（或更多）症状，结合诊断标准 B 的症状累计符合 5 个症状
	1. 对日常活动的兴趣下降（例如，工作、上学、朋友、爱好）
	2. 主观感觉注意力难以集中
	3. 昏睡、易疲劳或精力明显不足
	4. 明显的食欲改变，进食过多或对特定食物有渴求
	5. 嗜睡或失眠
	6. 感到被压垮或失去控制
	7. 躯体症状，例如乳房疼痛和肿胀，关节或肌肉疼痛，感觉“肿胀”或体重增加
注：	在过去一年绝大多数的月经周期中，必须符合诊断标准 A-C 的症状

续表

类别	条目
D.	这些症状与临床上明显的痛苦有关，或干扰了工作、上学、平常的社交活动或与他人的关系（例如，回避社交活动，在工作、学校或家庭中的效率下降）
E.	这种障碍不仅仅是其他障碍症状的加重，例如重性抑郁障碍、惊恐障碍、持续性抑郁障碍（恶劣心境），或某种人格障碍（尽管它可以与这些障碍中的任一种共同出现）
F.	诊断标准 A 应该在至少两个症状周期中，通过前瞻性的日常评估予以确认 （注：在确认之前可以临时做出诊断）
G.	这些症状不能归因于某种物质（例如，滥用的毒品、药物或其他治疗）的生理效应，以及其他躯体疾病（例如，甲状腺功能亢进）

症状应通过 2 个月经周期的前瞻性评级来确定，在这之前，PMDD 诊断应被视为“临时诊断”。

三、PMS/PMDD 病证辨证

（一）证候应具备疾病共性特征

PMS 与 PMDD 有一些共同的特征，均表现为经前出现躯体和情绪的症状，周期性反复发作，月经来潮后减退，而且必然在月经来潮后的卵泡期有一个无症状阶段。

（二）各证候需具备相互鉴别的区别特征

PMS 不同于 PMDD，确诊 PMDD 需要的至少 5 个症状，PMS 都不需要，而且也不必具备情感症状。尽管对 PMS 患病率的评估有差异，但该疾病可能比 PMDD 更常见。在月经周期的经前阶段，PMS 与 PMDD 表现出一些共同的症状特点，然而 PMS 的程度较轻。经前期有躯体或行为症状的表现，不伴有特定情感症状，可能符合 PMS 的诊断标准，而不符合 PMDD 的诊断标准。

（三）PMS/PMDD 典型证候肝气逆、肝气郁两证辨证

流行病学研究证明，PMS/PMDD 存在相对稳定的基本证候，尽管观点不一，但主要集中于肝疏泄失常（太过或不及）。PMS/PMDD 以肝疏泄太过即肝气逆证，和肝疏泄不及即肝气郁证为主（图 10-1）。

1. 肝气逆证

主症：经前烦躁易怒、甚则无端发火，乳房胀痛，甚则不敢触衣，小腹胀痛，头痛，失眠多梦，胃脘胀痛，恶心呕吐，性欲减低或厌恶房事，注意力不集中，工作理家能力下降等。舌质淡红，苔薄白，脉弦。

2. 肝气郁证

主症：经前情绪低落或抑郁寡欢，胸闷或胸胁不舒，善太息，失眠，疲乏，经前乳

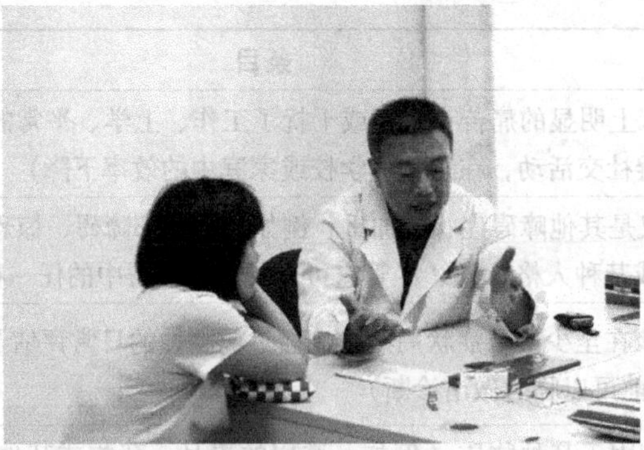

图 10-1 PMDD 辨证诊疗——
详细问诊是 PMDD 诊断与证候辨证首要条件

房胀痛，食欲不振，腹部胀满，肢体浮肿，体重增加，月经后期，注意力不集中，遇事为难或有退缩行为等。舌质淡红，苔薄白，脉弦细。

四、PMS/PMDD 病证发病机理

目前关于 PMS/PMDD 的病因及发病机理还不十分清楚。

（一）国际学术界对 PMS/PMDD 发病机理的认识

近二十年来，国际学术界做了大量研究，对 PMDD 的发病机制主要提出了 9 种理论（表 10-2）。

表 10-2 PMDD 的 9 种发病理论

发病理论
下丘脑-垂体-性腺轴正常波动的异常反应
$GABA_A$ 受体对异孕烯酮的敏感性降低或反常
血清素（5-HT）系统功能的改变
下丘脑-垂体-肾上腺轴反应的改变
免疫功能改变
钙稳态改变
昼夜节律改变
遗传因素（例如，ESR1 基因多态性）
黄体期脑区对情绪处理和调节的异常反应

（二）中医学对 PMS/PMDD 发病机理的认识

1. 传统认识

中医古代医籍中关于本病的论述较多，古人认为本病的发生多与脏腑、气血、阴阳

失调有关，后世医家大多认为脏腑功能失调是该病发生的主要病机。

2. 现代研究

对不同职业的女性人群 PMS 临床表现进行的流行病学调查表明，本病的发生主要为七情所伤，首先伤及肝，致肝气郁结，而后影响其他脏腑。认为肝气逆与肝气郁为本病主要病机。肝气逆是肝气疏泄太过而产生的病症，以功能亢奋为特点；肝气郁是肝气疏泄不及而产生的病症，以气机郁滞为特点。人群流行病学研究发现，经前期综合征患者肝气逆占 59%，以经前烦躁易怒、乳房胀痛为特点；肝气郁占 27%，以经前抑郁寡欢、胸闷叹息为特点。

在表现形式上，怒有愤怒和郁怒两种形式，愤怒表现为发怒后向他人发泄，郁怒表现为发怒后不发泄而郁于心中。Bridewell 认为愤怒和郁怒分别对焦虑和抑郁及其相关症状的产生起着重要作用。根据临床经验，“易愤怒”和“易郁怒”的 PMS 患者所表现出的症候分别类似于肝气逆和肝气郁。

五、PMS/PMDD 病证治疗朝向

（一）现有药物朝向临床亚型

基于临床疗效的 PMDD 亚型分析表明，现有药物治疗朝向临床亚型。

Freeman 等将 447 名患有 PMS 和 PMDD 的妇女，根据症状和 DSR 得分区分 PMS 的亚型是心理亚型、躯体亚型、混合型 3 类。其中符合 PMS 诊断的患者，58%是混合型，29%是躯体亚型，13%是心理亚型；符合 PMDD 诊断的患者，82%是混合型，16%是心理亚型，只有 1%是躯体亚型，且舍曲林（sertraline）对不同亚型的疗效差异显著。

Halbreich 等使用 MEDLINE 分析文献中 PMDD 的治疗药物和疗效，并根据研究症状的特点，将 PMDD 分为四种亚型：抑郁型、焦虑型、混合型和躯体症状型。

另外，国际上治疗 PMDD 的一线药物氟西汀有效率仅为 60%左右，其他药物如口服避孕药、抗抑郁药、促性腺激素释放激素类药物（GnRH）等有效率均不理想，提示其发病机理复杂，可能是 PMDD 不同亚型存在不同的中枢机制所导致，因而从疗效的角度也提示其存在不同的亚型。

（二）新药研发朝向四氢孕酮及 GABA-A 受体

近年的研究表明，GABA 能神经递质系统参与了 PMDD 的发病机制。实验发现在自然周期组排卵时，前额叶 GABA 浓度明显升高。另有研究表明，PMDD 患者 GABA+和 GLX 水平在前扣带皮层、内侧前额叶皮层（ACC/量化 mPFC）和左侧基底节区（LTBG）高于健康对照组。Bäckström M 等发现，PMDD 的症状是由四氢孕酮（tetrahydroprogesterone，THP）介导 GABA-A 受体所引起的，THP 是 GABA-A 受体一种强有力的受体激动剂。综上，越来越多的证据表明 GABA 受体逐渐成为研究情感障碍疾病的焦点，且 THP 对 GABA 及其受体的调节和作用机制也受到了广泛的关注。

（三）辨证论治朝向病变脑区

情志是人脑的功能。现代研究表明，在情绪刺激的作用下，部分大脑皮质、丘脑系统、边缘系统、网状结构、皮下神经节等部位的活动构成极为复杂的情绪中枢。大脑是研究情绪病机的最基本器官，情志病证辨证论治朝向病变脑区也就不难理解了。同时，性类固醇很容易通过血脑屏障，而且它们有大量受体分布在大脑中，这一类药物可直接通过血脑屏障到达病变脑区，调节人类的情绪、认知和行为。

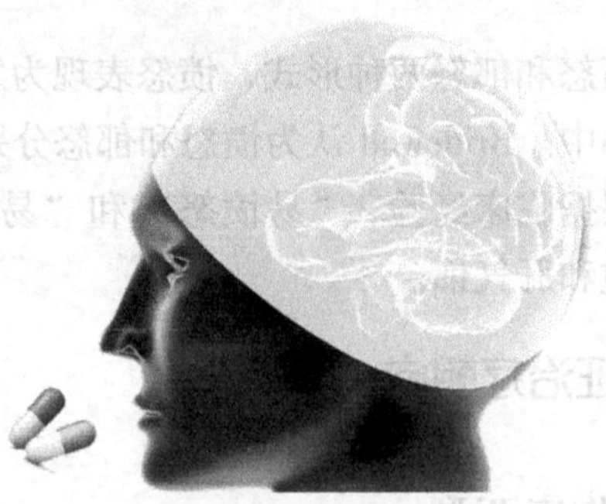

图 10-2　中药新药创制朝向病变脑区——中药活性成分透过血脑屏障，作用到相应靶点

第三节　情志病证的预防

预防，就是采取一定的措施，防止疾病的发生与发展，即中医学所谓的“治未病”。“治未病”是中医学的特色和优势，它的思想最早可追溯到《周易》，其曰：“君子以思患而预防之。”蕴含着未雨绸缪的预防学思想。

一、预防原则

（一）未病先防，保持肝气调达舒畅

中医学认为，肝主疏泄，调畅情志，肝气是否调达是保证情志调畅的重要因素。情绪是诱发和影响情志病证的主要因素。因此，对于情志病证的预防应保持肝气调达舒畅，进而调摄情志，预防疾病的发生。

（二）既病防变，防治情志病证加重和转化

从预防情志疾病的角度考虑，调节人体内在的阴阳偏性，修正体质因素中固有的生理盈虚，使之趋于中正调和的状态，以及提高机体耐受力，是减少七情过激致病的一个重要条件和重要原则，可防止情志病证加重或向其他疾病转化。

二、预防措施

（一）正确应对社会应激

心的生理特征是喜宁静，心静则神安。除此之外，通过养性调神还可改善气质，优化性格，增强自身的心理调摄能力，起到预防疾病，健康长寿的功用。

（二）有效调畅自身情志

“形神合一”“形动神静”是中医学整体思想的具体表现。“形动”，即加强形体的锻炼。中医学认为锻炼形体可以促进气血流畅，使人体肌肉筋骨强健，脏腑功能旺盛，并可借助形动以济神静，减少情志刺激，从而使身体健康，预防疾病的发生。

第四节 情志病证的治疗与管理

一、治疗原则

治则，是治疗疾病时所必须遵循的基本原则。

（一）治疗原则的含义

较之一般病症，情志病更多地涉及人与社会、人与人，包括医生和患者之间的关系。形、神相互作用，情志因素贯穿于此类病症发生发展的始终，故治疗时除普通疾病所需的方、药等治疗措施外，尚需心理咨询和认知行为的治疗。

（二）治疗原则的意义

治疗原则是为实现治疗目的而设定的，因此，治疗原则的意义在于：

1. 提高临床治愈率，最大限度减少病残率和自杀率

病人痊愈是治疗的终极诉求。为提高治愈率，关键在于彻底消除临床症状。具体施治时，还要考虑规避药物的副作用，选用合理的方药和治疗措施，减少病残率和自杀率。

2. 提高生存质量，恢复社会功能

情志病证会给病人带来躯体和精神上的损害，影响病人正常的工作、生活和交流活动。因此，恢复病人生理、心理机能，提高病人的生存质量，使之更适应周围环境至关重要。

3. 预防复发

情志病证经常会出现长期反复发作，有些情况需要进行长期预防性治疗，甚至终身服药。心理治疗和社会支持系统对预防情志病证复发也有非常重要的作用，尽可能解除或减轻患者过重的心理负担和压力，帮助患者解决生活和工作中的实际困难，提高患者应对能力，预防复发。

（三）举例说明：抑郁症

对于抑郁症，治疗原则可包括：

1. 个体化治疗。

2. 剂量逐步递增，尽可能采用最小有效量，使不良反应减至最少，以提高服药依从性。

3. 足量足疗程治疗。

4. 尽可能单一用药，如疗效不佳可考虑转换治疗、增效治疗或联合治疗，但需要注意药物相互作用。

5. 治疗前知情告知。

6. 治疗期间密切观察病情变化，如出现不良反应则及时处理。

7. 可联合心理治疗增加疗效。

8. 积极治疗与抑郁共病的其他躯体疾病、物质依赖、焦虑障碍等。

二、药物治疗

在治疗原则指导下制订的针对疾病与证候的具体治疗方法和措施就是治法。可分为药物治疗、非药物治疗两大类。药物治疗又包括中西医药两大类。

对于 PMS/PMDD，国际上首选一线治疗方案为选择性血清素再摄取抑制剂（SSRIs）。二线疗法包括口服含氢螺烯酮的避孕药、其他抑制排卵的方法、钙、沙丁莓和 CBT 等。下面先从西药开始分述。

（一）西药治疗

西医的规范称谓应为现代医学，其针对不同情感障碍的疾病选用的药物亦不同。下面以 PMS/PMDD 为例，简洁说明该病的药物治疗。

1. 选择性血清素再摄取抑制剂（SSRIs）

SSRIs 被认为是 PMDD 的一线治疗药物。已有研究报告，根据应答标准，SSRIs 的应答率为 60%-90%，而安慰剂的应答率约为 30%-40%。通常对 PMDD 的治疗，SSRIs 的有效剂量与对抑郁症（MDD）的治疗推荐剂量相似。这一类药物包括氟西汀、舍曲林和帕罗西汀等。

对 4372 例 PMS/PMDD 患者的 31 项 SSRIs 前瞻性研究随机对照试验进行系统回顾，与安慰剂相比，SSRIs 明显改善了心理、躯体症状和功能。连续和间歇给药的效果相当，与剂量相关的 SSRIs 最常见的副作用包括恶心、能量下降、嗜睡、疲劳、性欲下降和出汗。

一项关于 SSRI 对 476 名女性 PMS/PMDD 患者不同经前症状特征的疗效研究表明，对于有显著心理症状或心理和身体混合症状的妇女，舍曲林优于安慰剂。然而，舍曲林对主要有生理经前症状和不太严重的情绪症状的女性无效。其他研究报告称，SSRIs 对经前头痛缺乏疗效。

2. 口服避孕药（oral contraceptives，OCs）

OCs 通常是由临床医生为治疗 PMS 患者开的处方，但至今都少有文献支持其疗效。Yaz 于 2006 年获得了 FDA 批准，对希望避孕的妇女进行 PMDD 治疗。2012 年，美国食品和药物管理局增加了一项警告，即与含有黄体酮左炔诺孕酮（progestin levonorgestrel）或其他 P 的 OCs 相比，含有曲螺酮（drosperinone）的 OCs 罹患静脉血栓栓塞的风险更高。尽管还不确定含有曲螺酮的 OCs 是否是唯一提高这种风险的药物，仍然建议使用 OCs 疗法时，事先进行个体化的风险评估。

3. 抑制排卵治疗

促性腺激素释放激素（GnRH）激动剂通过下调下丘脑中的 GnRH 受体来抑制排卵，导致垂体中促卵泡激素和促黄体激素释放减少，使雌激素和 P 水平降低。建议使用尽可能低剂量的"补充"激素。在欧洲，通常使用雌激素（凝胶、贴片或植入物）来实现排卵。大量研究已发现，皮雌激素对 PMS 的治疗导致了与 GnRH 激动剂相同的长期健康问题。

4. 其他药物

黄体期黄体酮（作为阴道栓剂或口服微粉化药片）对 PMS/PMDD 的疗效好坏参半，这主要是由于先前研究的方法缺陷所致。大多数治疗经前情绪症状的研究表明，黄体期阿普唑仑优于安慰剂，但并非所有研究都得出这个结论。阿普唑仑的用量，应在每个月经周期的前几天逐渐减少。一项单盲研究报告称，全周期丁螺环酮每日 10 毫克和氟西汀每日 20 毫克均能减少经前症状。据报道，在一个小的随机对照试验中，辅助奎硫平有助于 SSRIs 无应答者。

（二）中医药治疗

同上，以 PMS/PMDD 为例，分述如下。

在临床实践中，中医防治抑郁症具有一定的优势与潜力，如阈下抑郁人群不宜使用西药治疗，但可以进行中药、针灸等干预，以逆转其向疾病方向发展的趋势。到目前为止，关于中医药治疗抑郁症的研究已有很多，但是严格的随机、双盲、平行对照的研究比较少。按照国际标准严格进行的中医药抗抑郁研究在国际主流刊物上的报道更是少数。

1. 单一中药成分和传统方剂的新应用

我国学者早期通过附子多糖的实验研究发现，该物质对慢性抑郁模型动物具有比主流 SSRIs 起效快的优点。具有抗抑郁作用的传统方剂有丹栀逍遥散、越鞠丸等。经前舒颗粒是根据名老中医张珍玉教授多年临床经验开发的国内第一个针对 PMS 肝气郁证的中药复方颗粒，临床应用疗效可靠。经前平颗粒多中心、随机双盲双模拟对照治疗经前期综合征肝气逆证 403 例临床试验的结果表明，该药治疗 PMS 肝气逆证安全有效。

2. 中药合用西药提高治疗效果

研究结果显示，辨证论治情况下中药合用西药可以明显提高严重抑郁症发作患者的治疗反应率和治愈率，并显著减少抗抑郁西药的副作用。Meta 分析也反映出辨证论治下中西药合用比单用西药的疗效更好。脑颅密集针刺合并使用 SSRIs，1 周甚至 3 天后即可起效，比单用西药快，停止针刺 4 周后，电针组的效果仍然比单用西药组好，并且能减少西药用量。另外，针灸与 SSRIs 合并用药一周后也可以减轻卒中后抑郁症状。

3. 针灸疗法具有较好的疗效

早在 1984 年罗和春等人的研究表明，针刺对于抑郁症具有独特的治疗作用。报道显示各种针灸方法治疗抑郁症 6 周后的总体疗效约为 70%–84%，总体疗效与抗抑郁西药相当，甚至更高。Meta 分析结果表明，针药结合疗效显著优于单用抗抑郁药。研究发现针刺治疗抑郁症 1 周后，可能会对控制焦虑情绪和调节胃肠不适这两方面起到积极的作用。磁共振成像研究表明，电针可改善抑郁模型大鼠的脑海马及中脑水管形态结构。图娅研究组还首次发现阈下抑郁人群脑功能连接已发生改变，电针可以逆转这些病变。

4. 中医证候分型研究是当前热点

抑郁症的中医证候一直是研究热点，自 20 世纪 90 年代以来各家提出了不同的观点，仁智互见。众多的研究表明，抑郁症证候虚实夹杂，实证偏多，而肝郁脾虚证比较常见，心脾两虚证出现的频率也较多。早期研究结果一般都认同肝郁气滞是抑郁症的主要证候。

相对而言，各研究在抑郁症证候要素上的一致性更多，主要包括气郁（滞）、气虚、阴虚、血瘀、火热、痰湿等，基本上是在六郁病机的基础上增加若干虚证要素。抑郁症的中医证候研究应强调规范化的标准，使用能客观揭示症状之间、证候要素之间联系的分析方法，重视对证方剂疗效的证据，以取得可信度高且符合中医理论的结论。通过对各个证候本质的揭示，还可能发现疾病的新亚型。

三、非药物治疗

（一）认知行为疗法

心理-行为治疗多采用如放松技术训练、认知疗法、CBT 来改善 PMDD 的症状。PMDD 心理-行为治疗的原理在于研究者认为 PMDD 患者对经前期变化采用了负性认知评价，且伴随适应不良的应对方式，因此通过改变 PMDD 患者的认知建构和行为表现来改善症状。黄雅梅等研究发现，放松训练增强了 PMDD 患者应对症状的能力。

（二）膳食补充剂

膳食补充剂，是一种旨在补充膳食的产品（而非烟草），它可能含有一种或多种如下膳食成分，一种维生素、一种矿物质、一种草本（草药）或其他植物、一种氨基酸、一种用以增加每日总摄入量来补充膳食的食物成分，或以上成分的一种浓缩物、代谢物、成分、提取物或组合产品等。

钙、镁、维生素、氨基酸、鱼油等膳食补充剂对 PMS/PMDD 患者缓解经前症状有效。一项循证综述报告显示，沙丁莓（黄荆）对 PMS/PMDD 患者的治疗有益。初始随机对照试验发现薰衣草、藏红花、银杏叶和金丝桃亦有效。最近的一份报告表明姜黄素（来自姜黄）优于安慰剂。一项对 466 名 PMDD 女性患者的随机对照试验报告显示，对于许多情绪和身体上的经前症状，每天两次 600 毫克的钙比安慰剂的疗效更好。尽管钙与安慰剂相比可能有效，但与氟西汀或含 OC 的曲螺酮相比，它的疗效要低。另外，初步的随机对照试验报告了维生素 D、维生素 B6、色氨酸、小麦胚芽和鱼油等膳食补充剂，对 PMS 的治疗具有一定的成功率。

（三）补充疗法

补充疗法，是指尚未在通常的医学校内讲授的医学知识，以及尚未在一般医院内普遍实践的医学或医疗方法。其包括的内容多、范围广，如世界各地的传统医学、民间疗法，以及不能适用医保的许多新疗法。

生物电、气疗、光疗及天然等补充疗法是对 PMS/PMDD 治疗的有益补充。

光治疗和睡眠剥夺都可以通过纠正睡眠的异常昼夜节律和生物节律来减少经前烦躁，但这些治疗的最佳持续时间和临床效果是否持续尚不清楚。

对于气疗、按摩、瑜伽、反射学、生物反馈、脊椎按摩、引导图像、光照刺激、重复性反磁刺激和其他顺势疗法等，也有初步的阳性报告。

四、日常管理

日常管理，是抑郁症、焦虑症以及 PMS/PMDD 等情志病证研究中常见的概念，但未见有对这一概念的明确定义。

参照相关研究，对日常管理做出如下界定，指对患者日常生活、行为方式等的安排和调节。

以抑郁症为例，应从以下几个方面做好日常管理：

（一）医生方面

1. 调整治疗方案

调整治疗方案，主要涵盖药物治疗和副作用控制两个方面的内容。包括切换他药、提高剂量、必要时联合用药，改善治疗依从性，以及预防抑郁复发等。

2. 做好心理疏导

加强对患者的宣传教育，做好心理疏导。做好评估，确定高危人群，重点疏导（图 10-3）。

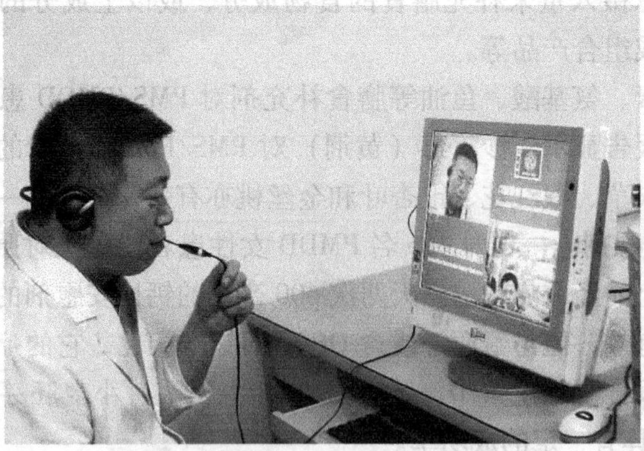

图 10-3 医生远程会诊情志病证患者——医患互动，促进患者恢复健康

（二）患者方面

1. 保证睡眠

良好的睡眠有助于患者保持稳定的生理、心理机能，更顺畅地处理工作、生活中遇到的问题，保持舒畅的心情。

2. 适当运动

保持适当运动，多增加户外活动，发现新鲜有趣事物，培养兴趣爱好，可以对抑郁心境起到改善作用。

3. 正常交流

加强社会交往，保持正常人际交流，提高社会适应能力，改善不良情绪。

另外，患者应增加家人、朋友的陪伴和帮助，积极处理好工作、生活中的难题。定期咨询医生，自我监控，保持心情舒畅，预防疾病复发。

总结与思考

本章针对目前情志病证命名混乱、概念界定标准不一的这一现状，首先对情志病证进行了界定，并对情志病证与现代医学中心身疾病和精神疾病的关系进行了论述，以期明确界定情志病证的内涵，以适应情志理论和临床研究发展的需求。对困扰当今社会的情志病证的预防和治疗措施进行了详细论述，以便为社会有效预防和治疗情志病证提供系统的理论依据。

需要进一步研究的问题有：

1. 中医情志病证与现代医学心身疾病和精神疾病有着复杂的关系，应进一步探讨。找出中医情志理论的现代科学基础，深化和发展中医情志理论。

2. 通过大样本、多中心流行病学调查，进一步探讨中医情志病证的诱发因素、发病机理以及有效防治措施，为困扰当今社会的情志病证提供系统的理论指导。

参考文献

[1] 严灿，徐志伟．肝主疏泄调畅情志功能的中枢神经生物学机制探讨［J］．中国中西医结合杂志，2005，25（5）：459-462.

[2] 岳广欣，陈家旭，王竹风．肝主疏泄的生理学基础探讨［J］．北京中医药大学学报，2005，28（2）：1-4.

[3] 邢玉瑞．情志病因概念研究［J］．中华中医药杂志，2015，30（8）：2732-2733.

[4] 张丽萍，张伯礼．情志病的中医药研究现状分析与思考［J］．辽宁中医杂志，2008，35（3）：349-351.

[5] 乔明琦，魏盛，张惠云，等．概念转变："探查对象，转变认识"引导理论与教学及思维变革——现代中医基础理论系列研究（中篇Ⅲ）［J］．世界科学技术-中医药现代化，2014，16（8）：1678-1687.

[6] 乔明琦，魏盛，王海军，等．新概念：理论前提，揭示概念内涵、朝向现代科学——现代中医基础理论系列研究（上篇Ⅰ）［J］．世界科学技术-中医药现代化，2014，16（2）：216-224.

[7] 乔明琦，于艳红，魏盛，等．新学科：学科规律，深化领域、形成分支、迈向现代教学——现代中医基础理论系列研究（上篇Ⅲ）［J］．世界科学技术-中医药现代化，2014，16（4）：710-722.

[8] 石林．情绪研究中的若干问题综述［J］．心理学动态，2000，8（1）：63-68.

[9] 王春华．概念的结构［J］．学术论坛，2006，（01）：35-38.

[10] 黄敏儿，郭德俊．情绪调节方式及其发展趋势［J］．应用心理学，2001，7（2）：17-22.

[11] Karran E，Mercken M，De Strooper B. The amyloid cascade hypothesis for Alzheimer's disease：an appraisal for the development of therapeutics［J］. Nat Rev Drug Discov，2011，10（9）：698-712.

[12] 魏盛，乔明琦．经前期综合征肝气逆、肝气郁证动物模型改进及肝失疏泄微观机制研究［J］．山东中医药大学学报，2007，31（5）：404-408.

[13] 王爱成，王玉来，尹岭，等．肝气郁结证的PET影像学研究［J］．中医研究，2005，18（3）：24-25.

[14] 高冬梅，乔明琦，张惠云，等．经前期综合征肝气郁证猕猴模型评价指标［J］．中医杂志，2005，46（12）：931-933.

[15] 张惠云，乔明琦，孙丽．肝气郁证模型大鼠下丘脑单胺类神经递质分析［J］．中医杂志，2008，49（2）：150-152.

[16] 乔明琦，于霞，张惠云，等．"多情交织共同致病首先伤肝"假说及其论证

[J]. 山东中医药大学学报，2007，30（1）：8-10.

[17] Collins FS，Varmus H. A new initiative on precision medicine [J]. N Engl J Med，2015，372（9）：793-795.

[18] Gorka SM，Young CB，Klumpp H，et al. Emotion-based brain mechanisms and predictors for SSRI and CBT treatment of anxiety and depression：a randomized trial [J]. Neuropsychopharmacology，2019，44（9）：1639-1648.

[19] Gross JJ. Emotion regulation：current status and future prospects [J]. Psychological Inquiry，2015，26（1）：1-26.

[20] Jazaieri H，Goldin PR，Gross JJ. Treating social anxiety disorder with CBT：impact on emotion regulation and satisfaction with life [J]. Cognitive Therapy and Research，2017，41（3）：406-416.

[21] Scheibe S，Sheppes G，Staudinger UM. Distract or reappraise? Age-related differences in emotion-regulation choice [J]. Emotion，2015，15（6）：677-681.

[22] 杨营凯，刘衍玲. 抑郁反刍的认知神经机制 [J]. 心理科学进展，2016，24（7）：1042-1049.

[23] 于艳红，乔明琦，张惠云. 情志致病特点及致病机制探析 [J]. 辽宁中医杂志，2011，38（11）：2188-2190.

[24] 马庆霞，郭德俊. 情绪的神经心理学理论概述 [J]. 心理科学，2004，27（1）：150-152.

[25] 马庆霞，郭德俊. 情绪大脑机制研究的进展 [J]. 心理科学进展，2003，11（3）：328-333.

[26] 于艳红，乔明琦. 情志刺激致病四段式模式假说的提出及其意义 [J]. 中华中医药杂志，2014，29（6）：1768-1770.

[27] 高冬梅，乔明琦，张惠云，等. 经前期综合征肝气郁证猕猴模型评价指标 [J]. 中医杂志，2005，46（12）：931-933.

[28] 严灿，徐志伟. 肝主疏泄调畅情志功能的中枢神经生物学机制探讨 [J]. 中国中西医结合杂志，2005，25（5）：459-462.

[29] 高冬梅. 肝主疏泄调畅情志的中枢调控机制研究 [J]. 山东中医药大学学报，2013，37（5）：368-369.

[30] 乔明琦，王文燕，张惠云，等. 肝气逆肝气郁两证病因流行病学调查及情志致病方式研究 [J]. 中国中西医结合杂志，2007，27（2）：117-119.

[31] Tonnaer F，Siep N，van Zutphen L，et al. Anger provocation in violent offenders leads to emotion dysregulation [J]. Sci Rep，2017，7（1）：3583.

[32] Baller EB，Wei SM，Kohn PD，et al. Abnormalities of dorsolateral prefrontal function in women with premenstrual dysphoric disorder：a multimodal neuroimaging study [J]. Am J Psychiatry，2013，170（3）：305-314.

[33] 李含笑. 情绪调节的神经机制研究 [J]. 心理学进展，2018，8（12）：

1818-1824.

[34] Korb S, Malsert J, Strathearn L, et al. Sniff and mimic-Intranasal oxytocin increases facial mimicry in a sample of men [J]. Horm Behav, 2016, 84: 64-74.

[35] Lanza di Scalea T, Pearlstein T. Premenstrual dysphoric disorder [J]. Psychiatr Clin North Am, 2017, 40 (2): 201-216.

[36] Yonkers KA, O'Brien PM, Eriksson E. Premenstrual syndrome [J]. Lancet, 2008, 371 (9619): 1200-1210.

[37] Fanaei H, Khayat S, Kasaeian A, et al. Effect of curcumin on serum brain-derived neurotrophic factor levels in women with premenstrual syndrome: a randomized, double-blind, placebo-controlled trial [J]. Neuropeptides, 2016, 56: 25-31.

[38] Freeman EW, Sammel MD, Lin H, et al. Clinical subtypes of premenstrual syndrome and responses to sertraline treatment [J]. Obstet Gynecol, 2011, 118 (6): 1293-1300.

[39] Rapkin AJ, Mikacich JA. Premenstrual dysphoric disorder and severe premenstrual syndrome in adolescents [J]. Paediatr Drugs, 2013, 15 (3): 191-202.

[40] 孟昭兰. 情绪心理学 [M]. 北京: 北京大学出版社, 2005: 68-98.

[41] 姚树桥, 杨艳杰. 医学心理学 (第7版) [M]. 北京: 人民卫生出版社, 2018. 7-10.

[42] 陈力. 心理科学研究方法 [M]. 北京: 人民卫生出版社, 2007: 8-18.